口腔内科学

实验教程

总主编 叶 玲

主 编 叶 玲 李继遥

副主编 柳 茜 赵 蕾 周 瑜

编 者（以姓氏笔画为序）

万 冕	四川大学华西口腔医学院	张 岚	四川大学华西口腔医学院
王 骏	四川大学华西口腔医学院	张 敏	四川大学华西口腔医学院
王 琨	四川大学华西口腔医学院	周 瑜	四川大学华西口腔医学院
王浩浩	四川大学华西口腔医学院	周雅川	四川大学华西口腔医学院
叶 玲	四川大学华西口腔医学院	郑庆华	四川大学华西口腔医学院
李继遥	四川大学华西口腔医学院	赵 蕾	四川大学华西口腔医学院
杨 静	四川大学华西口腔医学院	柳 茜	四川大学华西口腔医学院

主编助理 张 敏 四川大学华西口腔医学院

人民卫生出版社
·北京·

图书在版编目（CIP）数据

口腔内科学实验教程/叶玲，李继遥主编 . —北京：
人民卫生出版社，2023.10
ISBN 978–7–117–35422–6

Ⅰ.①口… Ⅱ.①叶…②李… Ⅲ.①口腔内科学 –
实验 – 医学院校 – 教材 Ⅳ.①R781

中国国家版本馆 CIP 数据核字（2023）第 191227 号

人卫智网	**www.ipmph.com**	医学教育、学术、考试、健康， 购书智慧智能综合服务平台
人卫官网	**www.pmph.com**	人卫官方资讯发布平台

口腔内科学实验教程

Kouqiang Neikexue Shiyan Jiaocheng

主　　编：叶　玲　李继遥
出版发行：人民卫生出版社（中继线 010-59780011）
地　　址：北京市朝阳区潘家园南里 19 号
邮　　编：100021
E - mail：pmph @ pmph.com
购书热线：010-59787592　010-59787584　010-65264830
印　　刷：鸿博睿特（天津）印刷科技有限公司
经　　销：新华书店
开　　本：787 × 1092　1/16　印张：14.5
字　　数：252 千字
版　　次：2023 年 10 月第 1 版
印　　次：2023 年 11 月第 1 次印刷
标准书号：ISBN 978-7-117-35422-6
定　　价：108.00 元

前　言

2021 年 12 月,华西坝上,历时一年半,传承华西口腔办学理念和口腔内科学悠久教学历史,汇聚一群华西人思想、情怀、体验、经验的《口腔内科学实验教程》终于落笔成文。十六年前,由周学东教授主审、石冰教授主编的《口腔临床医学实验教程》出版,其中口腔内科学的内容占据了三分之一,为一届又一届的口腔学子向口腔医生转变架设了坚实的桥梁。近年来,随着观念和材料的更新,口腔医学的发展日新月异,新技术新方法层出不穷,原书中的部分方法在临床中逐渐被替代,对临床技能教学提出了新的要求。基于此,口腔内科学部分独立成册,呈现了这本《口腔内科学实验教程》。

该书的编者是一群临床经验丰富、有着多年带教经历的一线教师和医师。他们在繁忙的教学、临床科研、管理之余,把对临床诊疗规范、临床带习过程中的独到认识和对实验教学的深切理解,都注入了此书。他们懂得学生,热爱实验教学,并将这些经验和情感融入了编写,相信读者能通过图文体会背后的温度。本书的特点为:

1. **学科体系完备,实用性强**　瞄准口腔执业医师考试大纲要求,涵盖牙体牙髓病学、牙周病学及口腔黏膜病学临床诊疗中的基本知识、基本技能和基本方法。各实验之前,增加了实验基本设备与技术的介绍和口腔检查等章节;实验部分丰富了复合树脂粘接修复术、根管治疗术、根尖及牙周手术等内容。全书结构更为完整,内容更加翔实。

2. **瞄准实验教学,指导性强**　本书编排与临床工作高度契合的同时,也充分体现了实验教程特色,结合研究成果、共识与指南,简练规范地描述实验步骤,并在每个实验中增加了注意事项和实验评分,使知识点更为明确。

3. **图片丰富直观,可读性强**　本书的一大看点为实验中每一关键步骤均配有画图或照片指示,使学生在初次接触技术方法时就有直接的感性认识。

本书主要针对口腔五年制、八年制学生编写,也供口腔高等职业教育实验教学选用。真切体会众编者与绘画团队在过程中全心全意的付出，在此致谢忱！诚恳地希望各位教师、学生在使用过程中提出宝贵的意见和建议！

叶　玲　李继遥

2023 年 4 月于华西坝

目　录

第一章 牙体牙髓病学实验

实验一 仿真人头模的使用

【目的要求】

1. 掌握仿真人头模系统结构、各部位名称和功能。
2. 掌握仿真人头模系统的正确使用方法。

【实验内容】

1. 学习仿真人头模系统的结构、用途。
2. 在仿真人头模系统上完成操作训练。

【实验用品】

仿真人头模系统、高速手机、低速手机、石膏灌注模型、模型转换器。

【方法步骤】

1. 学习仿真人头模系统组成、名称和功能

仿真人头模系统主要由仿真人头模、工作台和计算机三部分组成,模拟临床诊疗单元(图 1-1-1)。各部分具体组成和功能如下:

1)仿真人头模:仿真人头模还原临床情境,模拟就诊患者及牙科综合治疗台,包含仿真头模型(简称仿头模)、仿真躯体、咬合器、冷光手术灯、脚踏开关、手机架及手机、吸唾器、三用喷枪及器械盘。

2)工作台:工作台模拟医师工作桌,包含总电源,插座,观片灯及开关,工作桌面,医师椅。

3)计算机:播放教学多媒体课件及录像等。

2. 学习仿真人头模系统各组成部分的使用方法

（1）仿头模调节：仿头模可模拟患者头部运动。按压仿头模与仿真躯体连接杆中央处的按钮，并同时拖住仿头模后侧向朝向或远离仿真躯体的方向移动，从而调整仿头模口内模型的𬌗平面与地面的相应角度（图1-1-2）。按压仿头模左后方的角度柄可控制其左右转动（图1-1-3），向左可调整两个角度：12°、45°，向右可调整三个角度：12°、30°、45°。

（2）仿真躯体的控制：仿真躯体与仿头模配合调节，共同模拟调

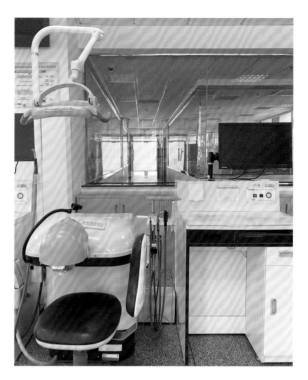

图1-1-1 仿真人头模系统

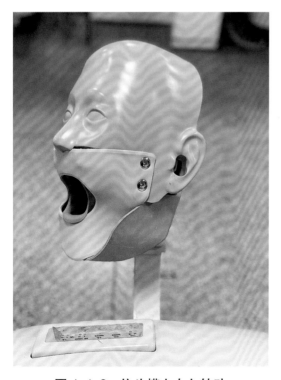

图1-1-2 仿头模左右向转动

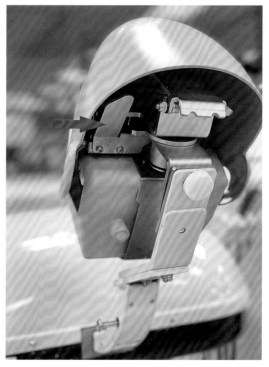

图1-1-3 仿头模背面观，箭头处指示角度调节柄

节患者的体位。仿真躯体的电源控制开关位于躯体右下方,轻击即可打开。通过推动脚踏板左侧前方的起落杆向前向后,可调节仿真躯体的前后仰位(骼平面)。通过上抬或下踩脚踏板左侧后方的升降杆,可控制仿真躯体上升或下降(图1-1-4)。

（3）咬合器(图1-1-5)安装及调节:咬合器模拟上下颌骨及下颌运动。双手抱住仿头模两侧耳部,同时上抬轻轻揭开面罩,垂直向上可将咬合器与仿真人头模脱离。安装咬合器时将白色固定轴笔直插入仿真人头模上的咬合器固定孔,即可安装(图1-1-6)。咬合器下颌部分可活动。

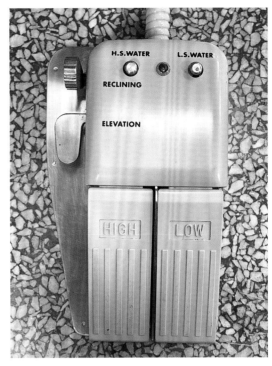

图 1-1-4 脚踏调节

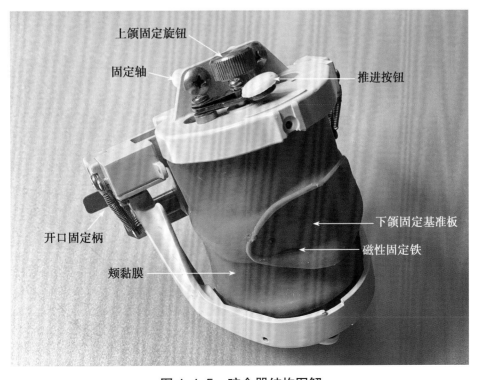

图 1-1-5 咬合器结构图解

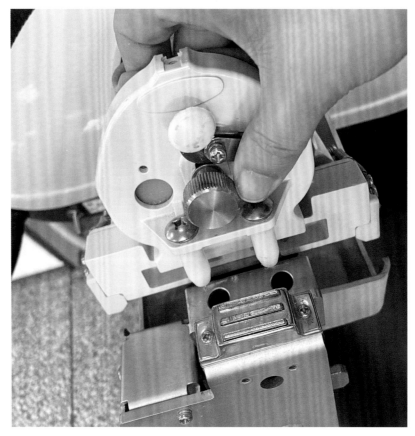

图 1-1-6　咬合器安装

向上(向前)抬压咬合器右侧的开口固定柄,可关闭咬合器下颌部分模拟闭口状。向下按压咬合器下颌部分至听见弹响声,可将咬合器调至呈最大开口状。旋转咬合器后方的黑色旋钮可调节上下颌之间的距离。

(4)模型安装及取出:上下颌模型分别模拟上下颌牙列。安装上下颌模型时,将模型底部金属片对准咬合器固定基准板轻按对位,依靠固定基准板上金属环的磁性吸附作用即可固定。若为石膏灌模模型,将模型转换器后缘的"U"形沟对准咬合器固定基准板上对位安装。取出模型时,按压咬合器顶部上下颌的白色推脱按钮,即可脱位磁性吸附的上下颌模型。若为石膏灌模模型,则先取出固定有石膏灌注模型的转换器,拧紧或放松石膏模型转换器后方的固定旋钮,可固定或取下自制石膏模型。

(5)设定手机的转速及注水:通过脚踏可控制手机转速及注水。左侧"HIGH"脚踏控制板控制高速车针的转动及停止,右侧"LOW"的脚踏控制板控制低速车针的转动及停止。"H.S. WATER"与"L.S. WATER"表示高速或低速手机出水。脚踏板右侧方按钮可控制低速手机的车针转向,推动按钮向前车针向顺时针转动,推动按钮向后则车针向反方向转动。

也可通过位于仿真躯体上的控制板控制手机的转速及注水。其中,▲表示车针速度随脚踏压力的增加而增加;■表示车针速度不变。与脚踏控制相同,H.S. WATER 灯亮表示高速车针注水,L.S. WATER 灯亮表示低速车针注水。 HP LIGHT 表示光纤灯亮度:"L"表示光纤灯亮度较低;"H"表示光纤灯亮度较高。L.S. 表示低速手机的转速:"UL"为超低速,"L"为较低速,"M"为中速,"H"为较高速。

(6)吸唾器的使用:将套有橡皮套的吸唾器取下放置于仿真躯体前方的支架上,调整支架至合适位置,将吸唾器前端置于口内操作牙的颊面或舌面,打开仿真躯体上的强吸开关启动吸唾功能。

(7)三用喷枪的使用:三用喷枪有两个金属按键。按左侧"W"键出水,按右侧"A"键出气,两键同按出水雾。"W""A"之间为喷水锁板,后推即锁定。

3. 在仿真人头模系统完成操作训练　请学生按以下顺序练习仿真人头模系统的使用,熟悉仿真人头模系统的基本操作流程:

(1)打开桌面及仿真躯体电源。

(2)调节医生体位。操作者背靠在座椅靠背上,头、颈、胸呈自然直立位。双腿自然分开,大腿与小腿之间的角度略大于 110°。

(3)揭开仿真人头模面罩并取下咬合器,将训练模型固定于咬合器上,复位咬合器并复位面罩。

(4)从仿真躯体左侧取下悬挂的脚踏板,通过调节脚踏板左侧的升降杆和起落杆调整仿真躯体的高度及前后仰位,使得操作者前臂位于仿真人头模的口腔平面,手臂上抬范围在 10°~25°。

(5)调整仿头模的咬合平面及左右转动度。检查下颌牙时,咬合平面基本与地面平行;检查上颌牙时,咬合平面与地面成 45°。

(6)打开仿真躯体左侧的冷光灯开关,调节灯距位置,保证光线平行射入患者口腔中的操作区域。

(7)拉出手机架,固定位置及高度,安装手机及车针。

(8)通过脚踏板及仿真躯体确定高低速手机的转速、转动方向、注水及光纤亮度等。

(9)安放吸唾器,打开强吸开关。

(10)开始进行口内操作。

（11）操作结束,用吸唾器吸干颊黏膜内及贮水槽的水。

（12）关闭吸引器开关,取下吸唾器并将其复位。

（13）取下高(低)速手机及车针,将手机清洁剂的喷嘴对准手机尾部的进气孔内,轻喷 2~3s 并吹干。复位手机架并归还手机。

（14）脚踏板挂回仿真躯体侧方,复位仿头模及躯体。

（15）揭面罩,取下训练模型,复位面罩。

（16）复位冷光灯及医生椅。

（17）关闭所有电源开关。

【注意事项】

高、低速手机在使用中要特别注意轻取轻放,停止使用时需将手机轻放回手机架上,不可将手机放置在仿真躯体上。

【实验评分】

1. 仿真人头模的各部位名称及功能。
2. 调节仿真人头模的位置并复位。

（郑庆华）

实验二　橡皮障隔离术(翼法)

【目的要求】

1. 掌握橡皮障隔离术(翼法)的操作流程。
2. 熟悉橡皮障隔离术的原理和作用。
3. 熟悉橡皮障隔离术所需器械和用品。

【实验内容】

1. 认识橡皮障隔离术所需器械和用品。
2. 在全口牙列模型上练习使用橡皮障隔离术(翼法)。

【实验用品】

仿真人头模系统、全口牙列塑料牙模型、口腔检查盘、橡皮障布、橡皮障夹、橡皮障夹钳、橡皮障支架、打孔器、橡皮障楔线、牙线、剪刀、润滑剂、无菌手套等。

【方法步骤】

1. 学习橡皮障隔离术的原理和优点　橡皮障隔离术是通过将打孔的橡皮障布穿过夹持在牙上的橡皮障夹而固定于牙颈部,从而暴露出需治疗患牙,并使其与口内环境相隔离的方法。可用于根管治疗、树脂粘接修复、牙漂白、固定修复等多种口腔治疗操作。

橡皮障隔离术可为术者提供术野清晰的操作空间,防止治疗区域受唾液、血液或其他组织液污染,保护患者的唇、颊、舌等软组织免受手术过程中的意外损伤和治疗过程中冲洗液与药物的刺激,避免患者在术中误吸或误咽牙碎片、修复材料、器械、冲洗液等,保护术者防止此类意外事故的发生,并防止医源性交叉感染。

2. 学习橡皮障隔离术所需器械和用品　橡皮障隔离术所需专用物品包括橡皮障布、橡皮障夹、橡皮障夹钳、橡皮障支架及打孔器(图 1-2-1A)。其他辅助物品包括润滑剂、橡皮障固定楔线、牙线(图 1-2-1B)等。橡皮障布按尺寸可分为 12.7cm×12.7cm 和 15.2cm×15.2cm 两种,前者多用于乳牙列及恒前牙,后者主要用于恒牙列。橡皮障布有不同厚度,包括薄、中等厚度、厚、超厚及特厚等,按颜色可分为绿色、蓝色、紫色、黄色、黑色等。牙体牙髓病治疗常用中等厚度型或厚型。浅色橡皮障可增加透照性,增强术区视野,深色橡皮障可增加术区视野的对比度。

3. 在仿真人头模和全口牙列模型上练习橡皮障隔离术(翼法)

(1)确定操作区域:若为单一牙的隔离,仅隔离治疗牙,必要时包含远中邻牙。若为多个后牙隔离,隔离范围从治疗牙的远中邻牙延伸至中线。若为前牙隔离,通常需隔离一侧前磨牙至对侧前磨牙。

(2)选择合适的橡皮障布:选择 15.2cm×15.2cm 规格的橡皮障布,区分光滑面(无粉末面)和暗面,光滑面朝下面向需隔离牙,暗面向外以减少眩光并减轻术者用眼疲劳。

(3)根据所隔离牙位,在橡皮障布上打孔。

1)标记打孔位置

①模板法:直接将橡皮障布覆盖在配套模板上,在隔离牙位对应的橡皮障布上使用记号笔做标记(图 1-2-2)。

②直接法:将橡皮障布分为四个象限,对应口内牙列的四个区,上下颌牙列均成弧形排列,靠近水平中线者为后牙区,靠近垂直中线者为前牙区。需注意上颌牙应在橡皮障布上缘以下 2.5cm,下颌牙应在橡皮障布下缘以上 5cm。在

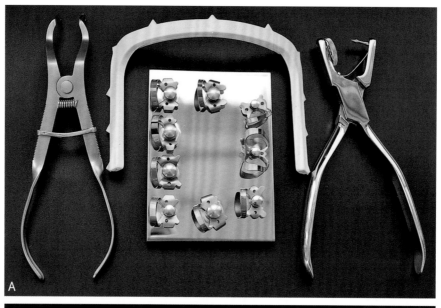

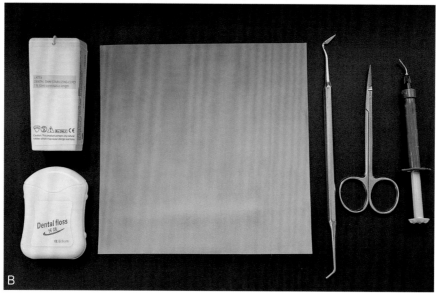

图 1-2-1　橡皮障系统

A.橡皮障隔离术专用器械　B.橡皮障布及辅助用品

象限中对需隔离牙位在弧形牙列中的大致位置用记号笔做标记。若需隔离多个牙位,打孔间隔一般以 2~3mm 为宜。

2)打孔:使用带转盘的打孔器在相应标记处打孔。转盘上不同孔隙直径不同,应按治疗牙大小选择合适的孔径(图 1-2-3)。

3)在橡皮障光滑面(对着牙的一面)打孔区周围涂抹水溶性润滑剂,辅助橡皮障通过牙的邻间隙。

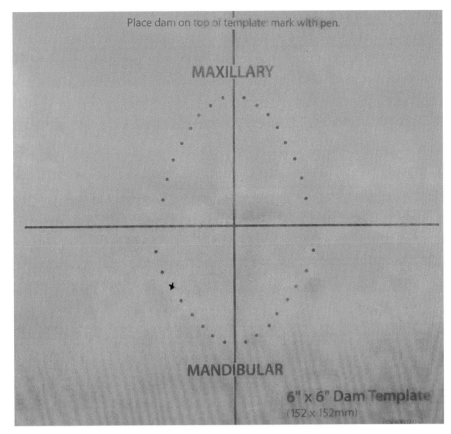

图 1-2-2 在橡皮障布上标记打孔位点

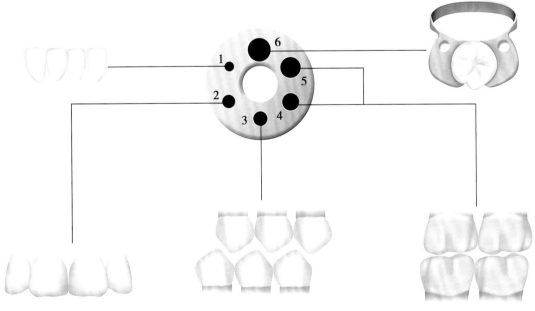

图 1-2-3 打孔盘的孔隙与适宜牙位

4）选择合适的橡皮障夹：选择橡皮障夹时，应参照橡皮障夹使用说明书，根据需隔离牙的牙位、大小选择合适的橡皮障夹。橡皮障夹弓部通常有编号，对应适用的牙位。以康特橡皮障系统为例，2A# 和 2# 分别为上颌前磨牙夹和下颌前磨牙夹，4# 和 7# 分别为上颌磨牙夹和下颌磨牙夹。12A# 为右下颌磨牙夹，13A# 为左下颌磨牙夹，均带有锯齿形夹头，适用于部分萌出的牙。8A# 和 14A# 为磨牙夹，8A# 适用于小的、部分萌出或形状不规则的牙(乳牙)，14A# 适用于部分萌出或形状不规则的牙。

5）安装橡皮障：在橡皮障布打孔处套入橡皮障夹。拉伸橡皮障布露出橡皮障夹的体部及部分侧翼(图 1-2-4)。用橡皮障夹钳撑开橡皮障夹，连同橡皮障布一起固定于需隔离牙的牙颈部。固定橡皮障夹后，将覆盖在橡皮障夹翼部的橡皮障布完全翻至下方包裹牙颈部区域，并使用钝头器械将隔离牙周围的橡皮障边缘压入龈沟内，若橡皮障夹就位牙有邻牙，可用牙线将橡皮障布压入邻面(图 1-2-5)。最后用橡皮障支架将橡皮障布游离的部分在口外撑开，以提供良好的操作区域和视野。

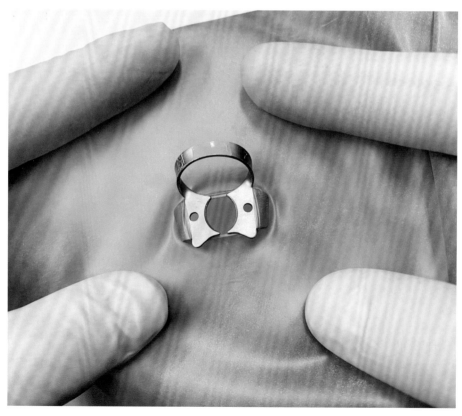

图 1-2-4 将橡皮障夹安装于橡皮障布上

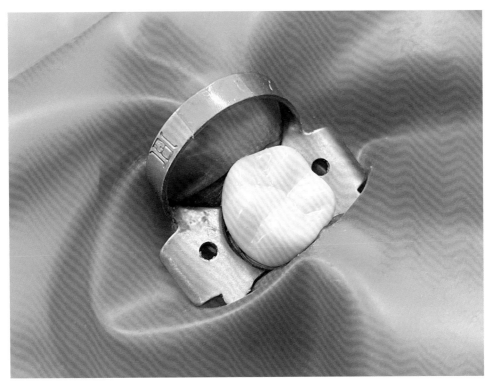

图 1-2-5　橡皮障夹就位并暴露全部牙冠

6）拆除橡皮障：若为单颗牙隔离，先用橡皮障夹钳取下橡皮障夹，再将橡皮障支架和橡皮障布一同取出。若为多颗牙隔离，先取下橡皮障夹，将一手指置于仿头模口腔前庭区的橡皮障布下，向面部方向牵拉橡皮障布脱离牙，用剪刀剪断拉伸的橡皮障布。最后，检查是否存留橡皮障碎片，用牙线或探针去除。

【注意事项】

1. 在临床进行橡皮障隔离术时，应注意询问患者有无天然乳胶过敏史以及有无可能引起呼吸困难的相关疾病（如哮喘、慢性阻塞性肺病、肺心病等）。若患者有乳胶过敏史应换用不含乳胶成分的橡皮障。

2. 术前应去除患牙软垢牙石，使用牙线检查邻牙接触点是否过紧，并打磨过度尖锐的牙体边缘。若患牙侧壁缺损或缺失影响橡皮障夹的就位，应先制作假壁（流体树脂、玻璃离子等材料）或安放正畸带环。患者应含漱 0.12% 氯己定溶液 30s，并进行牙龈表面麻醉。

3. 若为单颗牙隔离，在安装橡皮障夹时由于橡皮障布遮挡，无法同时看见多颗牙，为避免错误操作，安装橡皮障时务必再次确认治疗牙。

4. 放置橡皮障时应保障橡皮障夹与牙颈部四点接触,防止前后摆动,并避免损伤牙龈组织,撑开橡皮障夹的力度应适当,避免超过橡皮障夹的弹性限度。

5. 橡皮障安装完毕后,应检查橡皮障布有无挡住患者鼻部影响患者呼吸。必要时可剪切部分不影响固位的橡皮障布以保障患者流畅呼吸。

【实验评分】

1. 操作者和仿头模体位,操作者支点。
2. 不同牙位橡皮障夹的选择。
3. 橡皮障隔离术(翼法)的操作流程。

(郑庆华)

实验三　牙科显微镜的使用

【目的要求】

1. 初步掌握牙科显微镜的调节流程。
2. 熟悉使用牙科显微镜探查上颌第一磨牙根管口的方法。
3. 了解牙科显微镜的结构及功能。

【实验内容】

1. 学习牙科显微镜的结构、功能及应用。
2. 练习牙科显微镜的调节流程。
3. 练习在牙科显微镜下定位上颌第一磨牙根管口。

【实验用品】

仿真人头模系统、口腔检查盘、已开髓离体上颌磨牙的石膏灌注模型、牙科手术显微镜、无菌手套、白纸、铅笔等。

【方法步骤】

1. 学习牙科显微镜的结构、功能及应用

(1)牙科显微镜的结构及功能:牙科显微镜主要由支架系统和光学系统两部分组成。支架系统包含底座、连接臂等支撑和连接结构,有落地式(图 1-3-1)、

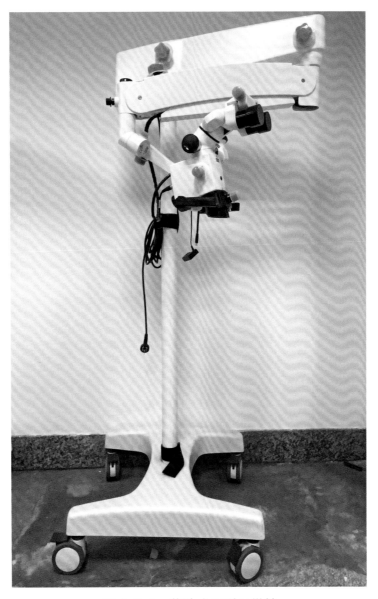

图 1-3-1 落地式牙科显微镜

悬吊式、壁挂式、台面夹持式等多种类型。光学系统是牙科显微镜的主要功能部分,包含放大系统、照明系统和附件。放大系统包括物镜、放大转换器和双目镜筒,光源为发光二极管(LED)光源、卤素灯或氙灯等,除普通光源外,显微镜通常配有黄色滤片和绿色滤片,产生的黄色光斑在照射时可防止树脂材料过快固化,绿色光斑有助于在手术血液环境下看清微小的神经结构。

除基本结构外,牙科显微镜还可外接摄像机或照相机等视频设备,其通过分光器与显微镜相连,可采集并存储视频/图像信号。

（2）牙科显微镜的应用：牙科显微镜可提供充足的光源和清晰的视野，减少口腔治疗的不确定性，被广泛应用于牙体牙髓病治疗如根管口定位、钙化根管疏通、牙根纵裂探查、根管内分离器械移除、穿孔修补、显微根尖外科手术等。

2. 练习牙科显微镜的调节

（1）操作者体位调节：操作者坐姿应符合人体工学，尽量处于放松状态，减少肩颈及上肢肌肉紧张程度。操作者座椅一般位于仿真人头模头部正后方，尽可能靠近仿真人头模。根据需要可在仿真人头模头部 9:00~12:30 到达区域内调整。调节座椅高度及靠背使操作者保持脊柱直立，大腿与地面平行，双脚平放地面。上臂自然下垂，前臂与上臂夹角约 90° 并与地面平行，与仿真人头模口腔处于同一平面（图 1-3-2）。

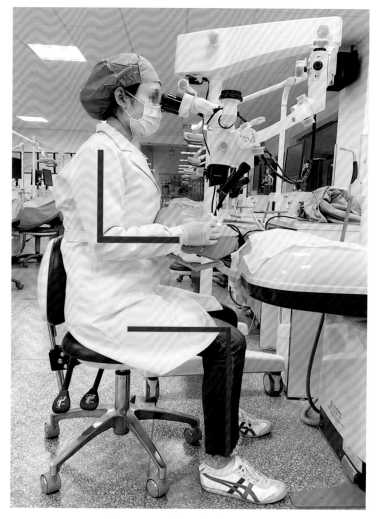

图 1-3-2　操作者体位调节

（2）仿真人头模体位调节：若治疗上颌牙，调节仿真人头模为仰卧的体位，模型上颌𬌗平面与地面垂直，若治疗下颌前牙，调节仿真人头模头部使下颌𬌗平面与地面垂线成 20°~30° 夹角，若治疗下颌后牙，调节仿真人头模头部使下颌𬌗平面与地面垂线成 10° 夹角。

（3）显微镜调节：显微镜调节遵循调节显微镜的位置—调节瞳距—调节屈光度—调节放大倍数—精细对焦的顺序依次进行，具体操作方法如下。

1）调节显微镜体位：保持显微镜体部（物镜）与地面垂直，物镜与需观察物的距离约 25cm。打开显微镜开关，转动亮度调节旋钮，调节至适宜的光线亮度。

2）调节瞳距：转动目镜上方的瞳距调节旋钮（图 1-3-3），将两只目镜完全分开到最大位置，左右眼同时观看镜下视野，然后将两只目镜向中间逐渐减小间

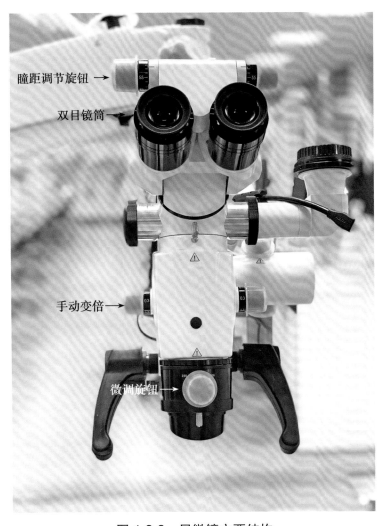

图 1-3-3　显微镜主要结构

距,直到双眼同时看见且只看见一个圆形视野。首次调节后操作者可记录此时的瞳距调节旋钮上的刻度数值即瞳距,更换设备后可直接按数值调节。

3）调节屈光度:调节屈光度,并可使操作者在目镜下所看到的清晰影像在连接的视频采集系统上同样保持清晰。将双目镜筒屈光度环调节旋钮刻度线调至零（+/–之间）（图1-3-4）。将一画有十字的白纸置于镜下中央,调节显微镜至最大倍数,垂直向移动显微镜直至获得最清晰的图像。再将显微镜调至最低倍数,左眼单眼调节左目镜筒上屈光度环至刚好看到清晰图像,同理调节右目镜筒屈光度环,记录设置数值备用。

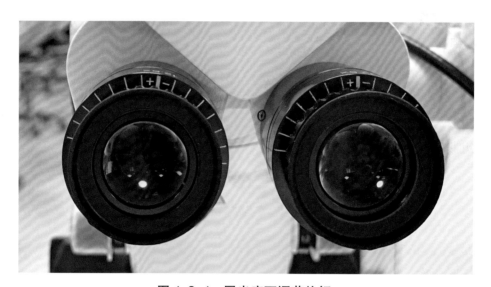

图1-3-4　屈光度环调节旋钮

4）调节放大倍数和清晰度:牙科显微镜放大倍数一般为2~30倍。低倍数（2~8倍）镜下操作视野广,景深大,常用于术区定位,牙体和窝洞观察、软组织缝合等;中等倍数（9~16倍）适合绝大多数的临床操作过程如根管治疗、穿孔的定位和修补等;高倍数（16~30倍）主要用于观察精细的解剖结构,探查牙隐裂或牙根纵裂纹等。

牙科显微镜放大倍数主要取决于目镜和物镜的放大性能,计算公式为:放大倍数 =（目镜焦距 / 物镜焦距）× 目镜放大倍数 × 放大系数,在实际操作时,调节显微镜体部两侧的手动变焦旋钮以达到所需的放大倍数。以在物镜焦距25mm,目镜放大倍数为12.5×为例,转鼓倍率因子与总倍率关系如下。

转鼓倍率因子	0.3×	0.5×	0.8×	1.2×	2.0×	3.0×
总倍率	2.8×	4.2×	6.9×	10.4×	17.0×	25.6×
视场直径/mm	78	52	32	21	13	9

5）调节显微镜体部前方的调节旋钮完成精细对焦。

3. 练习在牙科显微镜下定位上颌第一磨牙根管口

（1）将已行上颌第一磨牙开髓术的离体牙石膏灌注模型安装于仿真人头模上。

（2）调节操作者体位,使仿真人头模位于仰卧位,模型上颌骀平面与地面垂直,依次调节显微镜的镜筒位置、操作者瞳距、屈光度、放大倍数和清晰度。在显微镜下用根管探针定位上颌第一磨牙各根管口。需找到近颊根管（MB1）,远颊根管及腭根管,并仔细探查有无近颊第二根管（MB2）。

（3）在显微镜下用10号K锉疏通各根管。

【注意事项】

1. 近视者在显微镜调节时需戴眼镜,若操作者视力发生变化应重新调整屈光度。

2. 显微镜训练应循序渐进,使操作者逐步适应视野中物体放大后的视觉空间关系变化。

3. 牙科显微镜强光可能使操作者产生视觉疲劳甚至眩晕恶心等症状,应避免长时间高频率使用。

【实验评分】

1. 操作者和仿真人头模体位。

2. 显微镜调节流程,是否调整瞳距及屈光度。

3. 显微镜下上颌第一磨牙根管口定位情况。

（郑庆华）

实验四　口腔基本检查方法

【目的要求】

1. 掌握口腔基本检查方法。

2. 熟悉口腔检查前的准备项目。

3. 熟悉口腔一般检查过程。

【实验内容】

1. 口腔检查前准备。

2. 口腔一般检查过程。

3. 视诊、探诊、叩诊、扪诊、松动度检查。

【实验用品】

口腔检查盘、综合治疗台、牙椅、手套、金属柄器械、3% 过氧化氢溶液或聚维酮碘溶液。

【方法步骤】

(一) 检查前准备

1. **椅位准备**　在被检查者面前对综合治疗台进行椅位消毒,在操作过程中手套将触碰的地方贴避污膜,将椅位调整到应使检查者和被检查者都感到舒适的高度;戴手套前完成椅位的调节和灯光照明;灯光打开时尽量照射在口腔下方的位置,再逐步上调至被检查者口腔拟检查的部位,以避免强光照射被检查者眼睛。

2. **检查器械的准备**　综合治疗台上铺好一次性铺巾,备好一次性口腔检查盘,其内通常配备口镜、探针、镊子和一次性治疗巾,必要时戴一次性薄膜手套或用公用镊取放叩诊检查所需带金属柄的器械。

3. **感控准备**　检查者穿白大衣,长裤,无孔鞋,衣着整齐、干净,佩戴帽子、口罩和眼罩,头发应完全包裹在帽子内,剪短指甲,流动水下六步洗手法洗手,洗手后戴一次性医用手套,戴手套后需注意避免交叉感染,接触患者后勿触摸公用物品等。

4. **被检查者准备**　被检查者使用 3% 过氧化氢溶液或聚维酮碘溶液含漱或擦洗口腔,仰卧位坐于治疗椅上,口腔高度平行于检查者肘部弯曲成 90° 手臂自然下垂时的前臂高度,头、颈和背部应在一条直线上;检查下颌牙时𬌗平面尽量与地面基本平行,检查上颌牙时𬌗平面与地面成 45°~90°。

5. **体位准备**　检查者保持较舒展的坐姿,位于治疗椅或仿头模右前方或右后方,坐立,双脚平放于地面,腰部与大腿成 90°,大腿与小腿成 90°,腰背部挺直,头略前倾。尽可能直视,不能直视的部位要尽量使用口镜减少身体姿势的扭曲。

(二)检查过程

检查时先检查口外,再检查口内;口内以被检查者口腔的右上象限为始,依次经口腔的左上象限,左下象限至右下象限进行全口牙顺序检查,避免遗漏。

1. 视诊 观察被检查者全身健康状况,颌面部和软组织情况,牙和牙列情况同时进行判断的方法。

(1)全身情况:评估被检查者的精神状态、营养和发育状况等全身情况。

(2)颌面部情况:观察颌面部发育是否正常,是否左右对称,有无肿胀、肿物和畸形;皮肤的颜色及光滑度如何,有无瘢痕和窦道。

(3)口腔软组织

1)口腔黏膜:注意黏膜色泽、形态和质地,比如有无充血、发红,水肿、溃疡、肿物等,结合问诊了解持续时间和复发情况;结合触诊等了解质地是否坚硬,有无周围浸润等。

2)牙龈和牙周组织:正常牙龈呈粉红色,龈缘菲薄,呈扇贝状包绕牙颈部;附着龈表面有橘皮样凹陷小点的点彩;龈乳头充满牙间隙。因充血或淤血牙龈可呈鲜红或暗红色,还可因血液病使牙龈苍白,必要时应做血液检查以确诊。炎症时局部肿胀、点彩消失,渗血、水肿、糜烂等。还需观察是否存在窦道、牙间乳头有无肿胀充血,萎缩或增生、坏死等。

(4)牙和牙列:重点是检查主诉牙,同时兼顾其他牙,检查中要注意以下变化:

1)颜色和透明度:牙在颜色和透明度上的某些改变常能为诊断提供线索,龋齿呈白或棕褐色,死髓牙呈暗灰色,四环素牙呈暗黄或灰棕色,氟牙症患牙有白垩色或黄褐色斑纹等。

2)形态数目:观察牙面是否有磨耗或磨损;是否有前磨牙的畸形中央尖、上颌切牙的畸形舌侧窝和畸形舌侧沟、融合牙、双生牙、结合牙、先天性梅毒牙、过大牙、过小牙和锥形牙等牙形态异常等;是否有牙体缺损,缺损程度;牙列是否完整,有无缺失牙,多生牙。

3)排列和接触关系:有无错位、倾斜、扭转、深覆盖、深覆𬌗、开𬌗、反𬌗等情况。

4)修复体情况:有无充填体,充填体是否完整,边缘是否密合,有无悬突,有无继发龋等。

2. **探诊**　是利用探针的硬度、细度和深度对软硬组织进行探查的方法。

（1）探诊工具:常用的探诊工具为普通探针（5号镰形探针）。牙体组织、充填体、窦道、根面牙石的探查和根分叉病变的探查使用普通探针,牙周探诊在牙周实验部分详述。

（2）探诊内容:左手选择合适的支点,轻持口镜,用口镜牵拉口角或放在不同的位置反射并集中光线于被检查部位;右手用无名指为支点持探针依次由右上到左上到左下再到右下进行检查。

1）牙体组织:使用握笔式持大弯端探查咬合面及唇（颊）舌（腭）面,三弯端用于检查邻面。探查龋坏或缺损的部位、范围、深浅、质地、与髓腔的关系,牙本质的敏感部位和敏感程度。对于活髓牙,深探诊时动作一定要轻,以免碰到近髓处或可疑露髓孔引起剧痛。邻面、龈下要避免遗漏。

2）充填体:用普通探针探查充填体是否有松动,边缘是否密合,有无继发龋,是否有悬突。是牙周、窦道和充填体边缘等。

3）窦道:多见于牙龈,偶见于皮肤。窦道的存在提示有慢性根尖周炎的患牙,但其位置不一定与患牙相对应,可将普通探针的大弯端插入窦道并缓慢推进以探明来源,也可使用牙胶插入照片检查。

3. **叩诊**　用平头金属器械的平端叩击牙,根据被检查者的反应和叩击声音确定患牙的方法。

（1）叩诊工具:金属手持器械的平端,如银汞合金充填器的柄端、金属口镜柄、压光器柄等,使用执毛笔式握持器械,注意勿用尖头镊子柄作叩诊工具。

（2）叩诊顺序:叩诊应从健康牙开始,逐渐过渡到可疑牙,一般选择健康的对侧同名牙和邻牙作为对照牙,先叩击对照牙,再叩击患牙。

（3）叩诊方向:应同时进行垂直向和水平向两个方向的叩诊。垂直向叩诊叩击牙尖或切缘,主要检查根尖部有无炎症;水平向叩击牙冠部唇（颊）舌面中部或牙尖嵴,主要检查牙周围组织有无炎症。依据患牙对叩诊的反应（包括叩痛和声音清浊）,判断根尖部和牙周膜的健康状况和炎症程度。

（4）叩诊力度:叩诊的力量应先轻后重,一般以叩诊正常牙不引起疼痛的最大力度为上限,对于急性根尖周炎的患牙叩诊力度更要小,以免增加被检查者的痛苦。

（5）叩诊结果的表述:

1）无叩痛（－）。

2）可疑叩痛（±）。

3）轻度叩痛（＋）。

4）中度叩痛（＋＋）。

5）重度叩痛（＋＋＋）。

4. 扪诊　是检查者用手指或器械在病变部位进行触摸或按压,凭检查者和被检查者的感觉对病变的硬度、范围、形状、波动感、活动度等进行判断的方法。

（1）颌面部扪诊:检查者用手指触压颌面部病变范围、硬度、触痛、波动感和活动度等。与口腔疾病关系密切的淋巴结有下颌下,颏下、颈部淋巴结。检查时可让被检查者放松,头部略朝下并偏向检查者,检查者一手固定被检查者头部,另一手触诊相关部位的淋巴结。病变时,淋巴结的大小、数目、硬度、压痛和粘连情况等会有变化,对其进行触诊有助于诊断。

（2）咀嚼肌及颞下颌关节扪诊:检查髁突后区和髁突外侧是否有压痛,检查颞肌、咬肌、翼外肌等咀嚼肌群的收缩力,是否有压痛,双侧是否对称。口内检查颞肌前份(下颌支前缘向上)、翼外肌下头(上颌结节上方)和翼内肌下部(下颌磨牙舌侧后下方和下颌支内侧面)。髁突活动度检查有两种方法:以双手示指或中指分别置于两侧耳屏前方、髁突外侧,嘱被检查者做开闭口运动,感受髁突动度;或将小指伸入外耳道内贴外耳道前壁进行触诊检查,检查时注意双侧对比。

（3）牙周组织扪诊:检查者的手指放在牙颈和牙龈交界处,嘱被检查者做咬合动作,手感振动较大时提示存在创伤。

（4）根尖周组织扪诊:检查者用示指指腹由可疑患牙的邻牙唇/颊侧牙龈的根尖部近中或远中开始扪压,慢慢向可疑患牙根尖部移动,观察是否有压痛。如有压痛则提示根尖周织有炎症存在;如根尖周已形成脓肿,应以示指和中指双指轻放在脓肿部位,分别用两指交替上下推压按动,用指腹感受波动感。

（5）松动度检查:用镊子工作端夹住前牙或镊子闭合置于后牙咬合面中央后,进行唇舌向(颊舌向)、近远中及殆龈向摇动通过松动幅度和松动方向两种评价依据判断牙的松动程度。详见牙周病学实验二。

【注意事项】

1. 注意戴手套前做好检查相关准备,避免戴手套后抓取公用物品。

2. 两名学生相互交换轮流作为检查者和被检查者,检查者应充分给予被检查者人文关怀,每项检查操作前向被检查者做适当说明,做到检查全过程语言亲切,语气温柔,动作轻柔,情绪平和,尽可能避免不必要的损伤和痛苦,检查实施后及时告知患者检查结果,给予必要的防治指导。被检查者应对检查者的操作给予及时的反馈。仿头模操作中应视仿头模为患者,养成良好的习惯。

【实验评分】

1. 人文关怀、动作轻柔、爱伤观点。
2. 医患体位。
3. 洗手、戴手套。
4. 口腔黏膜消毒。
5. 口镜使用。
6. 探诊顺序,器械选用,探针方法。
7. 叩诊顺序,器械选用,叩诊方法。
8. 根尖部扪诊部位、扪诊动作。
9. 松动度检查器械选用,晃动方法。
10. 全口牙列检查各项填写。
11. 口腔其他情况视诊各项填写。

（柳　茜）

实验五　牙位记录法

【目的要求】

1. 掌握符号法及 FDI/ISO 法。
2. 熟悉通用法。

【实验内容】

1. 用符号法记录恒牙及乳牙。
2. 用 FDI 法记录恒牙及乳牙。
3. 用通用法记录恒牙及乳牙。

【实验用品】

恒牙及乳牙上下颌模型、牙位记录单。

【方法步骤】

1. **用符号法记录恒牙及乳牙**　符号法也称 Palmer 符号法（Palmer notation system，Palmer's notation），或 Palmer-Zsigmondy 记录法。是目前包括我国在内的许多国家临床上手写病历最常用的方法，优点是直观，所见与所记一致，不易出现牙位记录错误，缺点是不易录入计算机。也有信息系统点击牙位后显示为符号法。记录方法是用一个符号"+"，水平线将上下颌牙分开，垂直线将左右侧的牙分开，两条线交叉表示出上下左右四个象限，在相应象限中填上数字或字母，即表示牙位。数字 1~8 依次表示恒中切牙到第三恒磨牙，罗马字母 Ⅰ ~ Ⅴ 或英文字母 A~E 依次表示乳中切牙到第二乳磨牙。全部牙位示意如下。

（1）恒牙

8	7	6	5	4	3	2	1	1	2	3	4	5	6	7	8
8	7	6	5	4	3	2	1	1	2	3	4	5	6	7	8

（2）乳牙

Ⅴ	Ⅳ	Ⅲ	Ⅱ	Ⅰ	Ⅰ	Ⅱ	Ⅲ	Ⅳ	Ⅴ
Ⅴ	Ⅳ	Ⅲ	Ⅱ	Ⅰ	Ⅰ	Ⅱ	Ⅲ	Ⅳ	Ⅴ

E	D	C	B	A	A	B	C	D	E
E	D	C	B	A	A	B	C	D	E

指定牙位书写，先写出符号"+"，对应的位置写数字或字母，如右下第一恒磨牙为

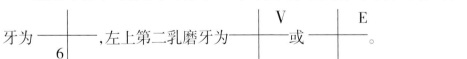

。

2. **用FDI法记录恒牙及乳牙**　又称ISO法，由世界牙科联盟1970年编制，后得到国际标准化组织（International Standards Organization，ISO）的认可。最常运用于电子病历记录，优点是只用两位数字记录牙位，电子记录更为方便，缺点是不及符号法直观，不熟悉的情况下容易混淆左右。记录方法是不论恒牙乳牙，一律用两位阿拉伯数字表示，十位数表示象限，右上、左上、左下和右下四个象限，顺时针方向旋转，在恒牙分别用 1、2、3、4 表示；在乳牙表示为 5、6、7、8；个位数表示牙。1~8 依次表示恒牙的中切牙到第三磨牙；1~5

依次表示乳牙的中切牙到第二磨牙。借用符号法的"+"字,全部牙位示意如下:

（1）恒牙

18	17	16	15	14	13	12	11	21	22	23	24	25	26	27	28
48	47	46	45	44	43	42	41	31	32	33	34	35	36	37	38

（2）乳牙

				55	54	53	52	51	61	62	63	64	65			
				85	84	83	82	81	71	72	73	74	75			

指定牙位书写,如右下颌第一恒磨牙为46,左上颌第二乳磨牙为65。

3. 用通用法记录恒牙和乳牙　通用法（universal system）也称通用数字法（the universal numbering system）。目前在美国使用较为普遍。其特点是:恒牙从右上颌第三磨牙起顺时针方向旋转至右下颌第三磨牙止,分别用阿拉伯数字1~32表示;乳牙从右上颌第二磨牙起顺时针方向旋转至右下颌第二磨牙止,分别用英文大写字母A~T表示。借用符号法的"+"字,全部牙位示意如下:

（1）恒牙

1	2	3	4	5	6	7	8	9	10	11	12	13	14	15	16
32	31	30	29	28	27	26	25	24	23	22	21	20	19	18	17

（2）乳牙

			A	B	C	D	E	F	G	H	I	J			
			T	S	R	Q	P	O	N	M	L	K			

指定牙位书写,如右下颌第一恒磨牙为30,左上颌第二乳磨牙为J。

【注意事项】

可选择使用符号法、FDI法、通用法记录牙位,一份病历中不能同时使用两种及两种以上的方法记录。

【实验评分】

牙位记录法的名称、牙位记录的填写。

附表

口腔检查记录表

检查者：＿＿＿＿＿＿＿

姓名：＿＿＿＿＿　性别：□男　□女　检查日期：＿＿＿＿＿＿年＿＿＿月＿＿＿日

【口腔一般检查记录】

1. 全口牙列检查结果：

（1）牙体视诊和探诊记录表

牙体情况符号：0 无异常 1 有龋 2 有充填体无龋（包括窝沟封闭）3 有充填体有龋 4 牙缺失 5 牙体损伤 6 牙发育异常

牙位	18	17	16	15	14	13	12	11	21	22	23	24	25	26	27	28
牙位	48	47	46	45	44	43	42	41	31	32	33	34	35	36	37	38

（2）检查部位的结果（在牙列式上写出牙位，并在结果相应处画"○"）

叩痛：牙位———┼———　　　　　　　结果：－、±、＋、＋＋、＋＋＋。

1）无叩痛（－），表示用适宜力量叩诊患牙反应同正常牙。

2）可疑叩痛（±），表示用适宜力量叩诊患牙感觉轻微不适。

3）轻度叩痛（＋），表示使用重于适宜力量的力度叩诊，引起患牙轻痛。

4）重度叩痛（＋＋＋）表示使用轻于适宜力量的力度叩诊，引起患牙剧烈疼痛。

5）中度叩痛（＋＋）表示患牙的叩痛反应介于叩痛（＋）和叩痛（＋＋＋）之间。

松动度：牙位———┼———　　　　　　　结果：0度、Ⅰ度、Ⅱ度、Ⅲ度。

0度松动：牙无松动或在生理动度范围内。

Ⅰ度松动：松动超过生理动度，但幅度在 1mm 以内，或仅有颊（唇）舌方向松动。

Ⅱ度松动：松动幅度在 1~2mm，或存在颊（唇）舌和近远中方向松动。

Ⅲ度松动：松动幅度在 2mm 以上，或颊（唇）舌、近远中方向和垂直方向均松动。

根尖部扪痛：牙位———┼———　　　　　　　结果：无、有。

2. 口腔其他情况的视诊结果

如未见异常，在相应处用"√"表示；如有异常，请用牙列式和/或文字记录异常所见。

（1）口腔颌面部情况：未见异常□；异常表现＿＿＿＿＿＿＿＿＿＿＿＿＿＿＿

（2）口腔软组织情况：未见异常□；异常表现＿＿＿＿＿＿＿＿＿＿＿＿＿＿＿

（3）牙列：　　　　　未见异常□；异常表现＿＿＿＿＿＿＿＿＿＿＿＿＿＿＿

（4）阻生牙：无□；有（牙位、类型）＿＿＿＿＿＿＿＿＿＿＿＿＿＿＿＿＿＿

（5）修复体：无□；有（牙位、类型）＿＿＿＿＿＿＿＿＿＿＿＿＿＿＿＿＿＿

（柳　茜）

实验六　牙体疾病常用诊疗器械的认识及使用

【目的要求】

1. 熟悉牙体疾病常用诊疗器械的名称和用途。
2. 了解牙体疾病常用诊疗器械的使用方法。

【实验内容】

1. 学习牙体疾病常用诊疗器械的名称、结构及用途。
2. 练习各类器械的使用方法。

【实验用品】

检查器械、机用切削器械、手用切削器械、充填器械、成形器械、修整器械。

【方法步骤】

1. 检查器械

（1）口镜:由柄及口镜头组成。有平面和凹面两种,前者影像真实,后者有放大作用,应根据需要选用。

口镜的作用:

1）用于牵拉或推压唇、颊、舌等软组织,扩大视野,保护软组织。

2）通过镜像检查难以直视的部位。

3）用于汇集光线,增加检查部位的可视度。

4）金属口镜柄末端可以作叩诊用。

（2）镊子:由柄和两个双弯头镊瓣构成。双弯头镊子的特定角度是为了适应口腔和牙的位置而设计的,镊瓣喙端细长尖锐,闭合紧密。

镊子的作用:

1）夹持物品,如夹持各种敷料、异物、小器械。

2）镊尖分开夹持前牙切端以检查其松动度。

3）镊尖闭合放置于后牙𬌗面以检查松动度。应保持两镊子的尖锐及密合,喙尖不能烧灼;不要用力掰开镊子,以免损坏镊子的弹性。

（3）探针:由手柄与两个工作端组成,一端为大弯（镰形）,另一端为双弯（双曲弯),两工作端细而尖锐,大弯端检查咬合面,三弯端检查邻面。探针可用于探查牙体特别是邻面缺损的范围,深浅度及硬度;发现敏感点及穿髓孔;探试窦道的方向,根分歧病变及悬突等;探测龈下牙石、牙周袋的深度等;用于根管口定位和探寻髓腔底、牙折;亦可用作检查皮肤及黏膜的感觉。如检查和治疗过程中仅使用大弯端,双弯端保持清洁,可用于取膏剂型失活剂和暂封膏等。

2. 机用切削器械

(1) 手机

1) 低速手机:低速手机由马达和与之相配的直机头或弯机头(图 1-6-1)组成,可正转或反转,转速为 300r/min 至 40 000r/min。直手机通过三瓣簧夹持钻针,所用钻针柄部直径为 2.35mm。弯手机所用钻针柄部直径亦为 2.35mm。低速手机一般用于调殆和修复体的打磨、深龋近髓龋坏牙本质的去除、揭全髓顶等。

2) 高速手机:高速手机由手机(可带光纤)和连接器组成(图 1-6-2),手机由气动涡轮、滚动轴承、小型弯机头组成。自由转速一般为 200 000~300 000r/min,有些可达 500 000r/min。驱动气压应为 0.2~0.22MPa,所用钻针柄部直径必须在1.59~1.60mm 之间。高速手机配以钻针可完成对牙体组织的钻、压、切、削以及修复体的修整等。

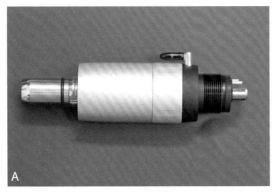

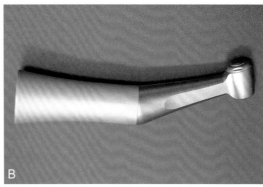

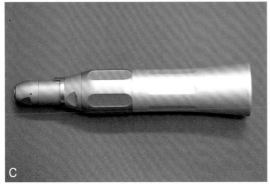

图 1-6-1　低速手机的结构
A.马达　B.弯机头　C.直机头

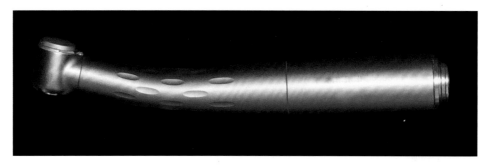

图 1-6-2　高速手机的结构

（2）钻针：由工作端、颈部、柄部三部分组成，从材质上分为钢制钻针、碳钨钢钻针、金刚砂钻针、陶瓷钻针；从使用的动力装置不同分为低速钻针和高速钻针，低速钻针与高速钻针在柄部末端明显不同，前者的截面呈"工"字形的"闩"式结构（图 1-6-3），后者无特殊结构，直接插入高速手机头中；从预备洞形的大小分为普通钻针和微创钻针，后者主要是工作端精密细小，颈部相对较长；从工作端形态上分为裂钻、球钻、倒锥裂钻、轮形钻、火焰钻（图 1-6-4）等。下面主要按工作端形态介绍常用钻针。

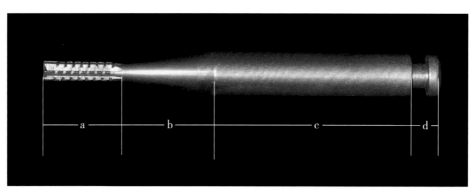

图 1-6-3　低速手机钻针的结构（柱形有槽裂钻）
a. 工作端　b. 颈部　c. 柄部　d. 柄部末端闩式结构

1）裂钻：钻针工作端为平头或尖头，外形呈圆柱形或锥柱形，刀刃分有槽形或无槽形。有槽形能有效地切割牙体组织，但预备出的剖面不平整。裂钻常用于开扩和加深洞形，修整洞壁。

2）球钻：工作端为有多刃缘的球体，切割面呈凹面。主要用于去除龋损牙本质，加深洞形，制备倒凹等精确的操作。

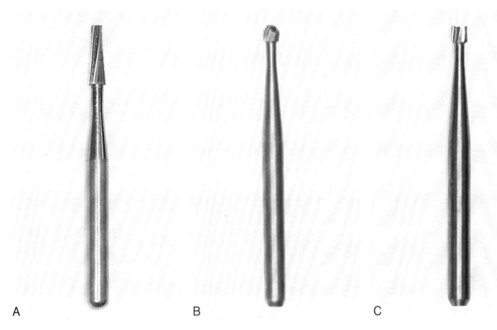

图 1-6-4　高速手机常用切削（切割）钻针
A. 裂钻　B. 球钻　C. 倒锥钻

3）倒锥钻：工作端为倒锥形，钻侧及钻端均有刃缘，刃为单纯直刃形。使用倒锥钻是将其置于牙本质内磨除造成空悬釉柱，再上提撞击釉柱。倒锥钻用于制作倒凹，磨平洞底，扩大洞形和邻面洞侧壁的修整。

3. 手用切削器械

刮匙：由柄和两个工作端组成。工作端有匙形、凿形和球形，常用的为匙形（图 1-6-5）。工作端为匙形的，双头刮匙为两头的工作端方向相反成对。刀叶的边为锋锐的刀刃，各类挖器有大小不同的规格。主要用于去除软化牙本质，刮除腐质、炎症组织及暂时性充填物；配合化学物质可以去龋备洞进行龋病的非手术

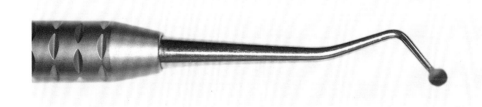

图 1-6-5　匙形刮匙

治疗;将挖匙自银汞合金充填体边缘向中央轻刮,可较快修整洞形,防止洞缘充填体缺陷。

4. 手用充填器械

（1）粘固粉充填器:两端工作头形式不同,一端为压器,另一端为钝刀（图1-6-6）。压器端工作面光滑,用于充填粘固粉和压实牙胶等;钝刀端便于持取粉剂型充填料,切割多余的充填料、雕刻等。

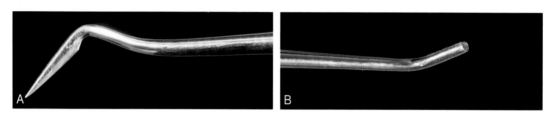

图 1-6-6　粘固粉充填器

A.钝刀端　B.压器端

（2）银汞充填器:有单头和双头,工作端为圆柱状,端面为光滑面或条纹网,根据充填洞形的大小有不同直径(图1-6-7)。用于充填压紧银汞合金。

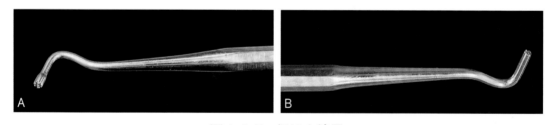

图 1-6-7　银汞充填器

（3）银汞输送器:银汞合金充填时,持载银汞合金,将其送入窝洞中的一种不锈钢制内置弹簧枪式器械(图1-6-8)。充填时,将调好的银汞合金捏成条状,取适量压入输送器的头内,送入洞时,推输送器后端的推压杆,即可将银汞合金输入洞内。

（4）复合树脂充填塑形器械:(图1-6-9)。塑型头及手柄组成,末端采用一次性硅橡胶塑性头、塑料头或经特殊处理的金属头,使塑型简单准确,同时防止树脂粘连器械。工作端可有多种形态。

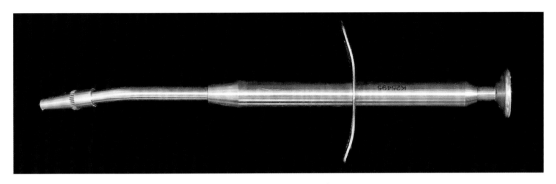

图 1-6-8　银汞输送器

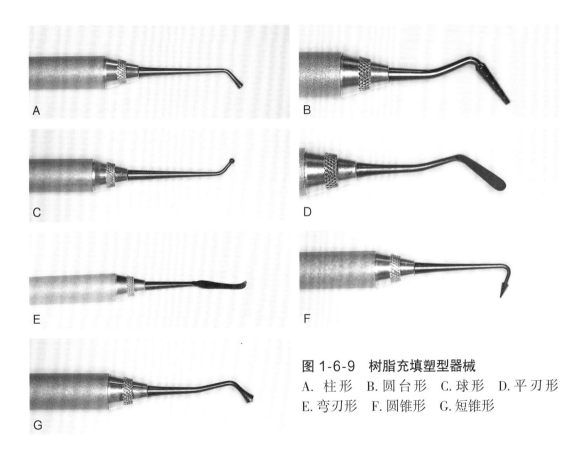

图 1-6-9　树脂充填塑型器械
A. 柱形　B. 圆台形　C. 球形　D. 平刃形
E. 弯刃形　F. 圆锥形　G. 短锥形

　　1）柱形:类似于粘固粉充填器的柱形压器端,为通用型端头,可用于充填
Ⅰ、Ⅱ、Ⅲ、Ⅳ、Ⅴ类洞。细小的柱形端用于点隙裂沟或隧道法预备的洞形。

　　2）圆台形:用于修整Ⅱ类洞触点区域形状。

　　3）球形:尤其小球形工作端能将树脂材料置入窝洞,塑形,使树脂更紧密地
充填于洞壁与点线角。

4）平刃形：薄而平的圆弧形工作端，可以将树脂材料利用平刃的尖端置入洞形之中，也可用于修整较平的牙面。较多应用于Ⅱ、Ⅲ、Ⅳ、Ⅴ类洞邻面及颈缘部的成型。

5）弯刃形：薄的圆弧形工作端呈弯曲形，用于前牙唇颊面塑形。

6）圆锥形或尖形：塑造边缘及殆面点隙窝沟、较深的洞形洞壁塑形，适用于Ⅰ类洞。

7）短锥形：相较于圆锥形工作端更短，用于殆面点隙窝沟的塑形。

5. 窝洞成形器械　充填复面洞时，因缺少一面或一面以上的洞壁，需用成形器械代替洞壁。通常包括成形片和辅助固位的成形片夹、楔子等。

（1）传统金属成形片系统：由用于前磨牙的单孔小号成形片、用于磨牙的三孔大号成形片及可调节松紧程度的金属成形片夹组成，主要应用于银汞合金充填修复邻殆面洞形，成形片夹能固定成形片，固定的成形片可以恢复牙的邻面外形（图1-6-10）。使用时将成形片上的小孔套于成形片夹上，再将成形片置于已预备洞形的牙邻面，旋紧成形片夹上的螺旋，使成形片与牙面贴合，成形片夹位于殆面。可适用于需要邻面成形且用银汞合金充填的洞形。

（2）树脂成形系统：由成形片，固定装置和安放装置等部分组成。由于树脂材料存在聚合收缩，树脂用成形片较银汞合金用成形片更薄。根据牙体缺损的大小，分为分段式成形系统和环绕式成形系统（图1-6-11）。在此主要介绍分段式成形系统。

分段式成形系统核心组成包括成形片和楔子，还包括用以夹持成形片及楔子的镊子，固定成形片的固定环和取放固定环的钳子以及护板等。区别于传统成形片，分段式成形系统的成形片具有良好的突度，厚度仅0.03mm，能有效避免发生食物嵌塞。成形片无须通过其上的小孔套于成形片夹的喙上，龈方挡板和咬合面标签能解决传统成形片存在的很多问题，可以垂直于成形片置于邻牙边缘嵴处，以便确认患牙恢复的高度。设计有龈方挡板的成形片可以伸入邻面龈缘，较好地恢复龈壁外形。护板用于备洞时防止损伤邻牙，备洞完成后可以去除护板，留下楔子，由于楔子的中空设计，还可以再行插入其他楔子。固定环主要起卡抱固定成形片的作用，分常规和小号型。类似于橡皮障钳，钳子起取放固定环的作用。镊子尖端有针柱可以探入成形片和楔子的夹持孔。

（3）聚酯薄膜成形片：用于前牙。由聚酯薄膜制成（图1-6-12），色透明，放入牙间隙，待材料放入洞后稍加压迫，再向唇舌两侧压紧。也设计有专用于前牙

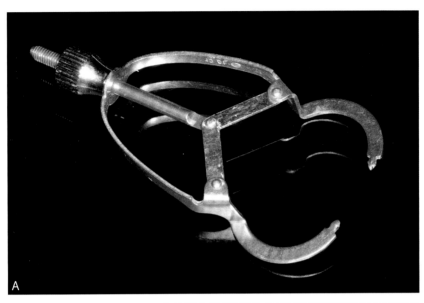

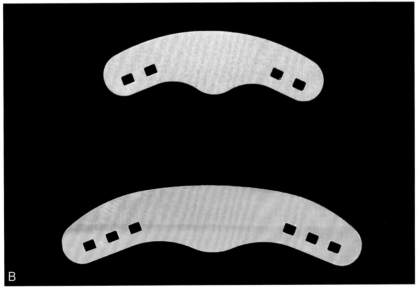

图 1-6-10　传统金属成形片系统
A. 金属成形片夹　　B. 两孔及三孔成形片

的透明颈部成型片,可较好贴合牙面,使得医生充填操作更简单。边缘薄型设计,可以精确重建牙外形。透明设计可以直视充填效果,且不影响光固化。

（4）楔子:由塑料或木质材料制成,有三棱柱形或锥柱形,与后牙邻间隙形态相适应(图 1-6-13)。嵌在成形片与邻牙之间起到固定和推压成形片,有助于充填物在龈壁处的密合和成形,形成正常邻接关系,防止充填时充填材料自龈壁挤出,造成悬突。

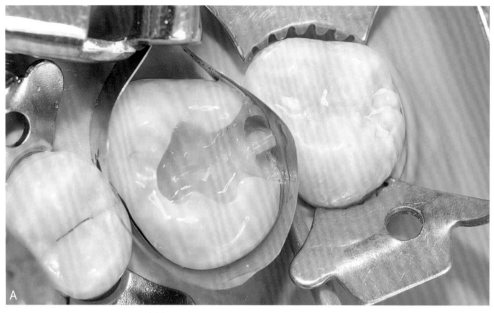

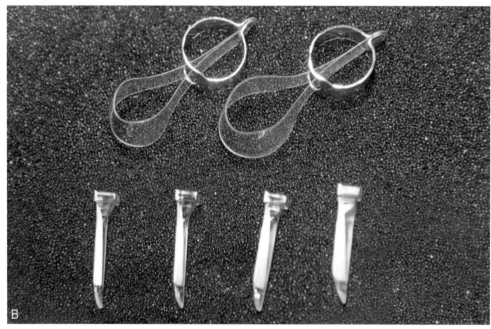

图 1-6-11　树脂成形系统
A. 环绕式金属树脂成形系统　　B. 环绕式聚酯薄膜树脂成形系统

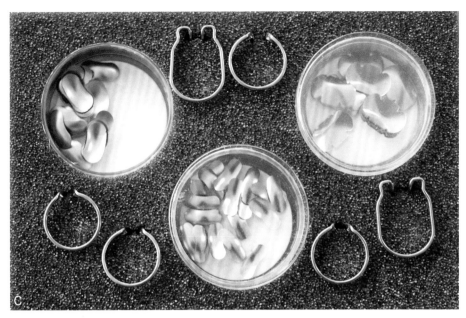

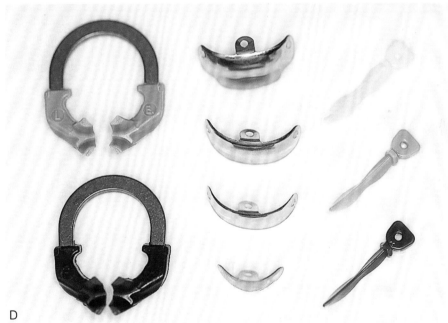

图 1-6-11(续)
C.分段式树脂成形系统一 D.分段式树脂成形系统二

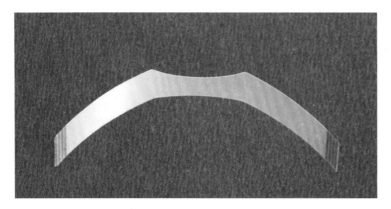

图 1-6-12　前牙用聚酯薄膜成形片

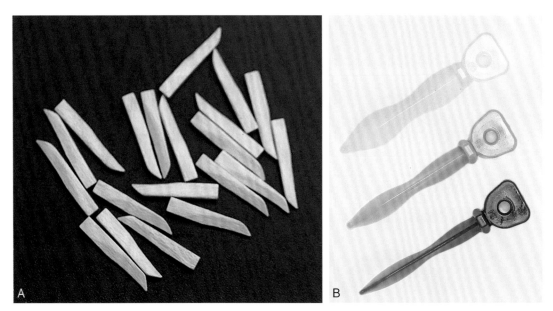

图 1-6-13　楔子
A. 木楔　B. 塑料楔

6. 修形和抛光器械

（1）银汞雕刻器：一种雕刻银汞合金充填体解剖外形的器械。当银汞合金充填满窝洞后，除去洞周围多余的合金，然后用此器械自充填体的周围向中心雕刻，以恢复牙的功能外形（图 1-6-14）。

（2）银汞光滑器：工作端一端多为球状或梨状，表面光滑，一端为钝刀。用于银汞合金开始硬固后磨光表面，使充填体边缘与洞壁密合（图 1-6-15）。

（3）树脂修形抛光器械：树脂修形和抛光器械材质主要是金刚砂、氧化铝、硅橡胶等。修形一般使用金刚砂钻针（图 1-6-16），用人造金钢石制成，硬度

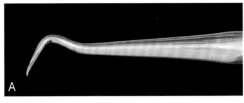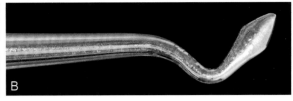

图 1-6-14　银汞雕刻器
A.垂直于工作颈平面的菱形工作端　B.平行于工作颈平面的菱形工作端

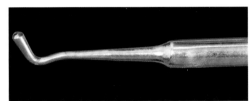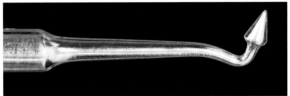

图 1-6-15　银汞光滑器的不同工作端

大,切割效率高,也有各种不同样式和大小。以金钢砂颗粒大小(直径)分超粗(150~180μm)、粗(125~150μm)、中(88~125μm)、细(53~63μm)、中细(20~30μm)和超细(20μm以下);以外形分球形、柱形、锥形、倒锥形等。

抛光器械的颗粒更加细腻,形态分抛光条、抛光刷、抛光碟、橡皮杯、橡皮轮和橡皮尖等(图 1-6-17),可适应不同牙面需求。其中抛光条一般用于邻面,由于修整条磨除效率较高,使用时应慎重防止破坏触点;抛光刷适于咬合面的快速预抛光、精细抛光,尤其是窝沟、牙尖等不规则处。

7. 其他器械

(1)调拌刀:有不锈钢和塑料两种材质,不锈钢调拌刀主要用于调拌粘固粉(图1-6-18),塑料调拌刀主要用于调整牙色材料,包括玻璃离子。

(2)调拌板:有玻璃板和一次性纸板,用于为调制各种材料提供清洁的界面。

【注意事项】

1. 用握笔式或掌拇指法握持器械。
2. 结合器械的材质、形态和用途去辨识器械。

【实验评分】

辨识不同器械,说出名称和主要用途。

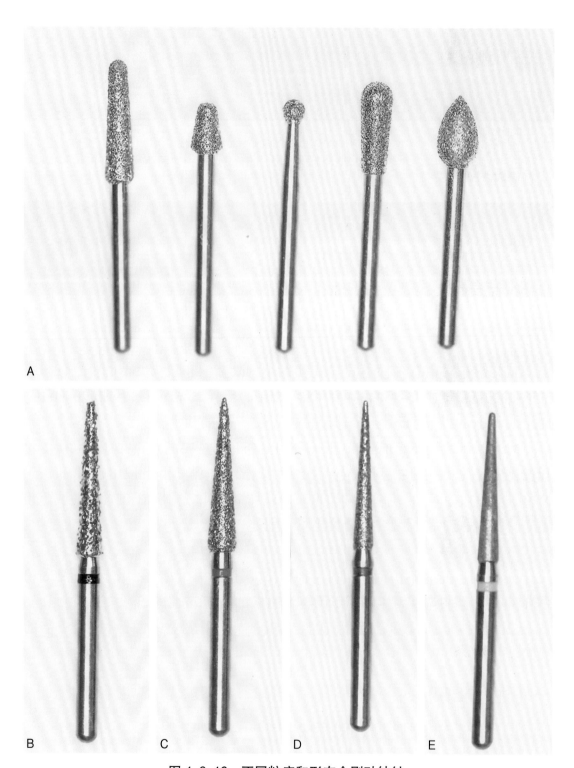

图 1-6-16　不同粒度和形态金刚砂钻针

A. 金刚砂标准钻针 88~125μm　B. 超粗粒度黑色环金刚砂针 150~180μm　C. 粗粒度绿色环金刚砂针 125~150μm　D. 细粒度红色色环金刚砂针 53~63μm　E. 中细粒度黄色环金刚砂针 20~30μm

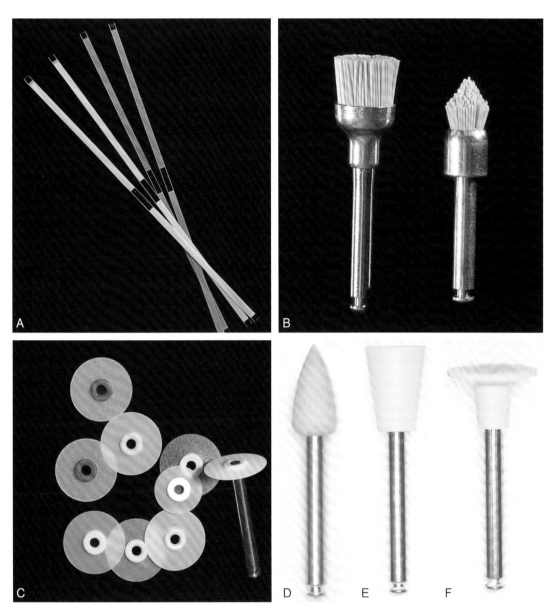

图 1-6-17 不同材质和形态的抛光钻
A.抛光条 B.抛光刷 C.抛光碟 D.抛光尖 E.抛光杯 F.抛光轮

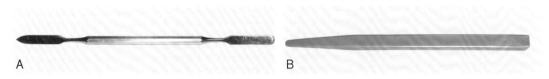

图 1-6-18 调拌刀
A.不锈钢调拌刀 B.塑料调拌刀

（柳 茜）

实验七　龋病损害及窝洞结构的认识

【目的要求】

1. 了解龋病损害的特征、好发部位及按龋损深度的分类。
2. 掌握窝洞的分类、命名及结构。

【实验内容】

1. 离体牙上不同深度龋损的观察与判断。
2. 各类标准窝洞结构的认识。

【实验用品】

仿头模,各类龋损离体牙标本、标准窝洞石膏牙模型。

【方法步骤】

1. 离体牙标本上观察龋损的色泽、外形和质地改变,龋病好发部位和不同类型龋病的表现,重点了解不同深度龋损的判断,识别浅龋、中龋、深龋的划分(图 1-7-1)。

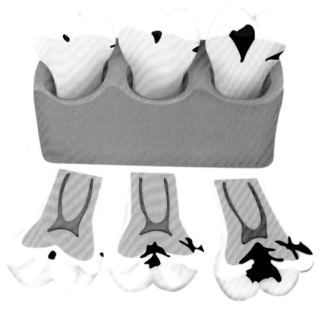

图 1-7-1　不同深度龋损示例

2. 讲解窝洞的分类、结构、命名及各类窝洞的含义（图 1-7-2）。
3. 识别石膏牙模型上各类标准窝洞，认识窝洞结构。

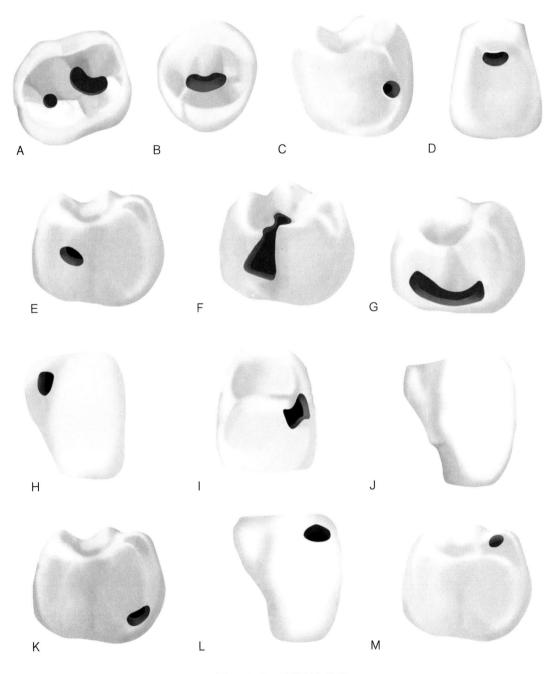

图 1-7-2　窝洞的分类
A~D. I 类洞　　E~G. II 类洞　　H~I. III 类洞　　J. IV 类洞　　K~L. V 类洞　　M. VI 类洞

【注意事项】

1. 离体牙标本,主要观察龋损牙硬组织发生的色、形、质的渐进性变化,以及殆面、邻面、牙颈部根面、唇(颊)面等龋病的好发牙面。

2. 石膏牙模型上可以更好地掌握窝洞的命名与结构,理解 G.V.Black 分类法以龋损发生的部位为基础的窝洞命名原则。

【实验评分】

1. 离体牙标本上对不同深度龋的判断。
2. 石膏牙模型上对各类标准窝洞的认识。

(王 琨)

实验八 牙齿外形的绘图

【目的要求】

1. 掌握各类牙的解剖外形特点。
2. 练习绘制各类牙的牙体外形。

【实验内容】

1. 观察各类牙的牙冠、牙根的形态特点。
2. 练习绘制切牙组、尖牙组、前磨牙组和磨牙组的外形图。

【实验用品】

各类离体牙标本、模型、挂图、游标卡尺、绘图纸、铅笔、彩笔等。

【方法步骤】

1. 离体牙标本上观察各类牙的牙冠、牙根形态特点,复习掌握各类牙解剖外形特点。

2. 参照本教材各类牙的解剖外形图、外形特点、绘图参数,练习绘制切牙组、尖牙组、前磨牙组和磨牙组的外形图。

(1)绘图参数(图 1-8-1):根据每类牙的牙体全长、冠长、根长、冠根比例、

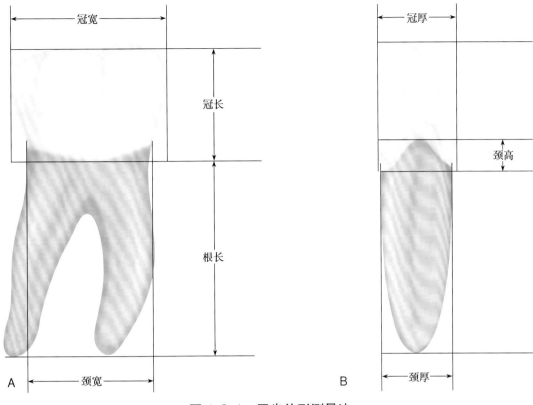

图 1-8-1　牙齿外形测量法
A. 颊面观　B. 邻面观

冠宽、颈宽、冠厚、颈厚以及颈高等绘图参数进行相应的测量,放大三倍进行绘制。

1)牙体全长:从牙冠切缘或牙尖顶至根尖的最大垂直距离。

2)冠长:从牙冠切缘或牙尖顶至牙冠唇(颊)面颈缘最低点之间的最大垂直距离,即解剖牙冠的长度。

3)根长:从牙冠唇(颊)面颈缘最低点(釉牙骨质界)至根尖的最大垂直距离。

4)冠根比例:牙冠与牙根的比例。

5)冠宽:牙冠近中面最突点与远中面最突点间的水平距离。

6)颈宽:牙冠唇(颊)面颈缘与近、远中缘交点间的水平距离。

7)冠厚:牙冠唇(颊)面最突点与舌面最突点间的水平距离。

8)颈厚:牙冠唇(颊)面颈缘最低点与舌面颈缘最低点间的水平距离。

9)颈高:近远中邻面的颈缘线向𬌗面或切缘凸起的最大距离。

（2）各类牙的绘制

1）切牙组

①上颌中切牙：上颌中切牙绘制参数见表 1-8-1，示意图见图 1-8-2。

表 1-8-1　上颌中切牙绘制参数　　　　　　　　　　单位:mm

	全长	冠长	根长	冠宽	颈宽	冠厚	颈厚
平均测量值	22.8	11.5	11.3	8.6	6.3	7.1	6.2
放大测量值	68.4	34.5	33.9	25.8	18.9	21.3	18.6

唇面观:冠宽点在切 1/3 内(近中冠宽点更靠近切缘)，颈宽点在颈 1/3 内，冠长点在牙体长轴上，根尖点居中或略偏远中。

舌面观:外形似唇面，牙冠舌面中央凹陷成舌窝，舌隆突为舌侧颈部的半月形突起。

近中面观:切嵴点略偏牙体长轴唇侧，冠厚点在颈 1/3 内，颈厚点在冠长点位

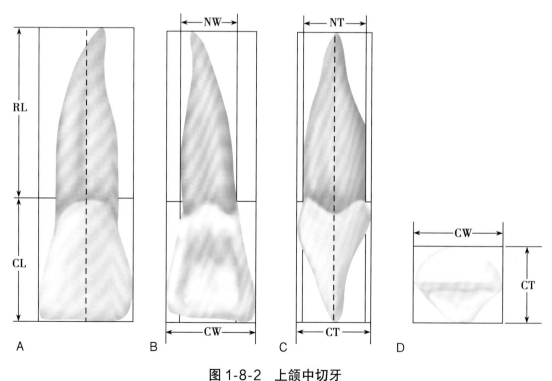

图 1-8-2　上颌中切牙

A.唇面观　B.舌面观　C.邻面观　D.切面观

CL= 冠长　RL= 根长　CW= 冠宽　NW= 根宽　CT= 冠厚　NT= 颈厚

置,近中颈曲线最凹点接近颈 1/3 线。根尖点居中或略偏唇侧。

远中面观:如近中面观,但远中颈曲线最凹点较近中接近颈部。

切端观:切嵴线略偏牙体长轴唇侧,较平直,近远中面接触区位置约在切嵴位置的唇侧。

②上颌侧切牙:上颌侧切牙绘制参数见表 1-8-2,示意图见图 1-8-3。

表 1-8-2　上颌侧切牙绘制参数　　　　　　　　　　单位:mm

	全长	冠长	根长	冠宽	颈宽	冠厚	颈厚
平均测量值	21.6	10.1	11.5	7.0	5.0	6.4	5.9
放大测量值	64.8	30.3	34.5	21.0	15.0	19.2	17.7

唇面观:冠宽点较上颌中切牙离切缘远,冠长点在牙体长轴上或偏远中。

舌面观:如唇面观,舌窝为切牙组中最深,可有沟至舌窝远中。

近中面观:如上颌中切牙。

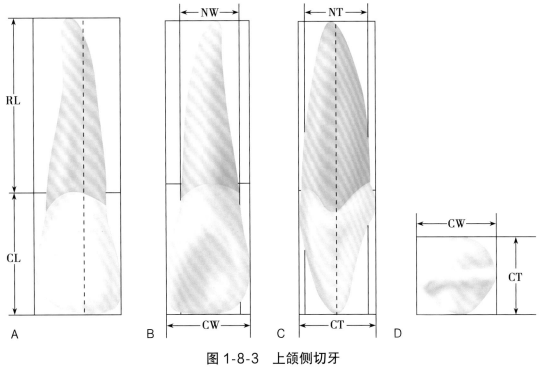

图 1-8-3　上颌侧切牙
A. 唇面观　B. 舌面观　C. 邻面观　D. 切面观
CL= 冠长　RL= 根长　CW= 冠宽　NW= 根宽　CT= 冠厚　NT= 颈厚

远中面观:如近中面观,但远中颈曲线最凹点较近中接近颈部。

切端观:切嵴线略偏牙体长轴唇侧,向远中舌侧倾斜,近远中面接触区位置如上颌中切牙。

③下颌中切牙:下颌中切牙绘制参数见表1-8-3,示意图见图1-8-4。

表1-8-3　下颌中切牙绘制参数　　　　　　　　　　　　　　　单位:mm

	全长	冠长	根长	冠宽	颈宽	冠厚	颈厚
平均测量值	19.9	9.0	10.7	5.4	3.6	5.7	5.3
放大测量值	59.7	27.0	32.1	16.2	10.8	17.1	15.9

唇面观:冠宽点接近切嵴,近、远中冠宽点与切嵴距离相同。

舌面观:如唇面观,但由于舌侧形成舌面隆突,颈部曲线较聚合。

近中面观:切嵴点在牙体长轴上或略偏舌侧。

远中面观:如近中面观,但远中颈曲线最凹点较近中接近颈部。

切端观:切嵴平直,近远中接触区均在切1/3靠近切角。

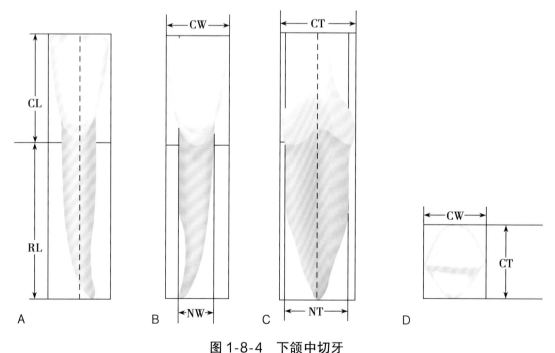

图1-8-4　下颌中切牙

A.唇面观　B.舌面观　C.邻面观　D.切面观

CL=冠长　　RL=根长　　CW=冠宽　　NW=根宽　　CT=冠厚　　NT=颈厚

④ 下颌侧切牙:下颌侧切牙绘制参数见表1-8-4,示意图见图1-8-5。

表1-8-4 下颌侧切牙绘制参数 单位:mm

	全长	冠长	根长	冠宽	颈宽	冠厚	颈厚
平均测量值	21.0	9.5	11.5	6.1	4.0	6.2	5.9
放大测量值	63.0	28.5	34.5	18.3	12.0	18.6	17.7

唇面观:冠宽点较下颌中切牙离切缘远,近中冠宽点更靠近切缘。

舌面观:如唇面观,舌窝较浅,切嵴、近中边缘嵴和远中边缘嵴微突。

近中面观:切嵴点在牙体长轴上或偏舌侧。

远中面观:如近中面观,但远中颈曲线最凹点较近中接近颈部。

切端观:切嵴线在牙体长轴上或略偏舌侧,向远中舌侧倾斜。发育沟、舌窝和舌隆突不如上颌切牙明显。近中接触区在切1/3靠近切角,远中接触区在切1/3距切角稍远。

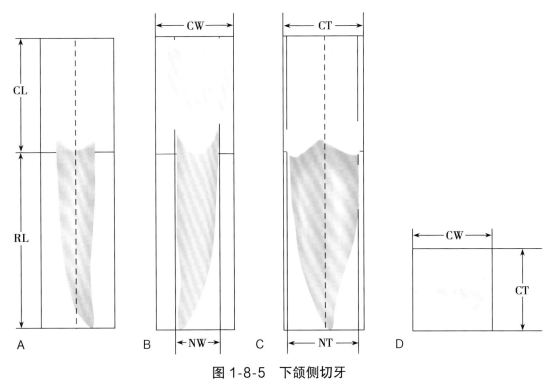

图1-8-5 下颌侧切牙
A.唇面观 B.舌面观 C.邻面观 D.切面观
CL=冠长 RL=根长 CW=冠宽 NW=根宽 CT=冠厚 NT=颈厚

2）尖牙组

① 上颌尖牙:上颌尖牙绘制参数见表1-8-5,示意图见图1-8-6。

表1-8-5　上颌尖牙绘制参数　　　　　　　　　　　　单位:mm

	全长	冠长	根长	冠宽	颈宽	冠厚	颈厚
平均测量值	25.2	11.0	14.2	7.9	5.7	8.2	7.7
放大测量值	75.6	33.0	42.6	23.7	17.1	24.6	23.1

唇面观:牙尖略偏近中,近中冠宽点在切1/3内,远中冠宽点在切1/3与中1/3交界处附近,颈宽点在颈1/3内,冠长点在牙体长轴上或可略偏向远中。

舌面观:如唇面观,舌隆突较大,舌窝较浅,舌面有舌轴嵴突起,近中舌窝较小,远中舌窝较大。

近中面观:牙尖顶点在唇侧接近牙体长轴,唇侧冠厚点在颈1/3和中1/3交界处,舌侧冠厚点在颈1/3内。近中颈曲线最凹点接近颈1/3线,根尖点居中或略偏唇侧。

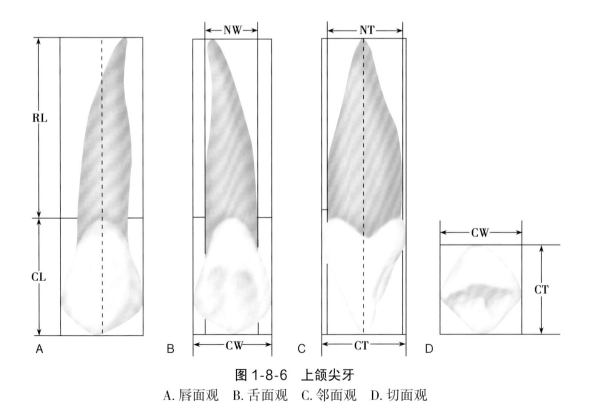

图1-8-6　上颌尖牙
A.唇面观　B.舌面观　C.邻面观　D.切面观
CL=冠长　RL=根长　CW=冠宽　NW=根宽　CT=冠厚　NT=颈厚

远中面观:如近中面观,但远中颈曲线最凹点较近中接近颈部。

切端观:牙尖顶点略偏牙体长轴近中唇侧,近、远中面接触区约在切嵴位置的唇侧。

② 下颌尖牙:下颌尖牙绘制参数见表1-8-6,示意图见图1-8-7。

表1-8-6 下颌尖牙绘制参数 单位:mm

	全长	冠长	根长	冠宽	颈宽	冠厚	颈厚
平均测量值	24.6	11.0	13.5	7.0	5.4	7.9	7.5
放大测量值	73.8	33.0	40.5	21.0	16.2	23.7	22.5

唇面观:同上颌尖牙,但牙尖顶点较上颌尖牙偏近中。

舌面观:如唇面观,舌窝较浅,切嵴、近、远中边缘嵴微突,不如上颌尖牙明显。

近中面观:牙尖顶点在牙体长轴上或偏舌侧,唇舌侧冠厚点在颈1/3内。

远中面观:如近中面观,但远中颈曲线最凹点较近中接近颈部。

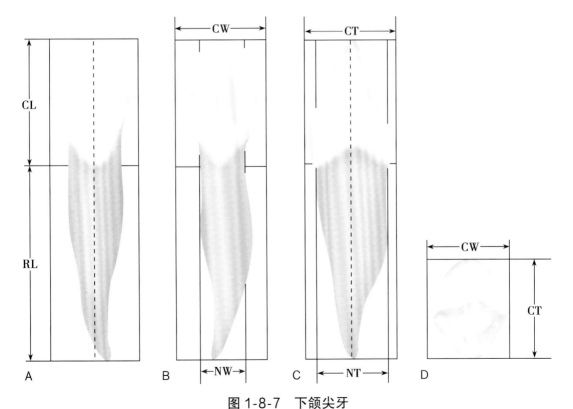

图1-8-7 下颌尖牙
A.唇面观 B.舌面观 C.邻面观 D.切面观
CL= 冠长 RL= 根长 CW= 冠宽 NW= 根宽 CT= 冠厚 NT= 颈厚

切端观：牙尖顶点偏近中，偏舌侧，近、远中面接触区位置同上颌尖牙。

3）前磨牙组

① 上颌第一前磨牙：上颌第一前磨牙绘制参数见表1-8-7，示意图见图1-8-8。

表1-8-7 上颌第一前磨牙绘制参数　　　　　　　　单位：mm

	全长	冠长	根长	冠宽	颈宽	冠厚	颈厚
平均测量值	20.5	8.5	12.1	7.2	4.9	9.5	8.4
放大测量值	61.5	25.5	36.3	21.6	14.7	28.5	25.2

颊面观：颊尖顶点略偏远中，冠宽点在殆1/3附近，颈宽点在颈1/3内，冠长点在牙体长轴上。

舌面观：如颊面观，舌面较光滑，为卵圆形，舌尖偏近中，短小、圆钝、舌轴嵴不明显。

近中面观：冠厚点颊面在颈1/3内，舌面在中1/3，颊尖顶点约在颊1/6处，舌

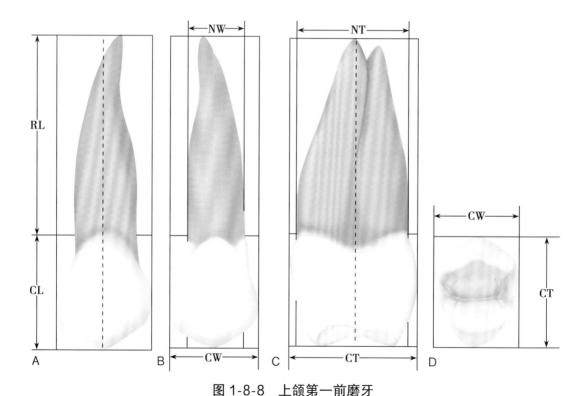

图1-8-8 上颌第一前磨牙

A.颊面观　B.舌面观　C.邻面观　D.殆面观

CL=冠长　RL=根长　CW=冠宽　NW=根宽　CT=冠厚　NT=颈厚

尖顶点约在舌 1/5 处,比颊尖低,近中颈曲线最凹点接近颈部。

远中面观:如近中面观,但远中颈曲线最凹点较近中更接近颈部,远中面没有沟。

𬌗面观:颊尖顶点略偏远中、颊 1/6 处,舌尖顶点略偏近中,约在舌 1/5 处。近、远中接触区在近、远中邻面上偏颊侧。

② 上颌第二前磨牙:上颌第二前磨牙的绘制参数见表 1-8-8,示意图见图 1-8-9。形似上颌第一前磨牙,但较圆钝。

表 1-8-8　上颌第二前磨牙绘制参数　　　　单位:mm

	全长	冠长	根长	冠宽	颈宽	冠厚	颈厚
平均测量值	20.5	7.8	12.7	6.7	4.6	9.3	8.3
放大测量值	61.5	23.4	38.1	20.1	13.8	27.9	24.9

颊面观:颊尖顶点略偏近中。

舌面观:如颊面观,舌尖偏近中,较颊尖略低,舌面与颊面相似或稍小,有舌轴嵴。

近中面观:舌尖顶点比颊尖稍低,为单根。

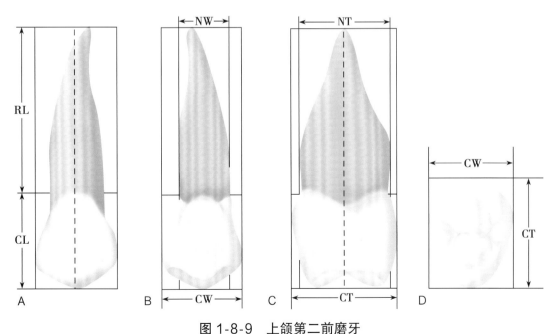

图 1-8-9　上颌第二前磨牙

A. 颊面观　　B. 舌面观　　C. 邻面观　　D. 𬌗面观

CL= 冠长　　RL= 根长　　CW= 冠宽　　NW= 根宽　　CT= 冠厚　　NT= 颈厚

远中面观:如近中面观,较近中面小而圆突。

𬌗面观:牙尖顶点同上颌第一前磨牙,𬌗角较圆钝,副沟较多,中央沟较第一前磨牙短,有中央窝较浅。

③ 下颌第一前磨牙:下颌第一前磨牙的绘制参数见表1-8-9,示意图见图1-8-10。

表1-8-9　下颌第一前磨牙绘制参数　　　　　　　　　　　　　单位:mm

	全长	冠长	根长	冠宽	颈宽	冠厚	颈厚
平均测量值	20.9	8.7	12.3	7.1	4.9	7.9	6.9
放大测量值	62.7	26.1	36.9	21.3	14.7	23.7	20.7

颊面观:颊尖顶点略偏近中。

舌面观:如颊面观,舌尖偏近中,仅为颊尖高度1/2,有舌轴嵴,舌面仅为颊面的1/2。

近中面观:冠厚点颊面在颈1/3内,舌面在中1/3,颊尖点在牙体长轴线上,舌尖点约在舌1/6处,高度为颊尖的1/2,两牙尖三角嵴相连形成横嵴。

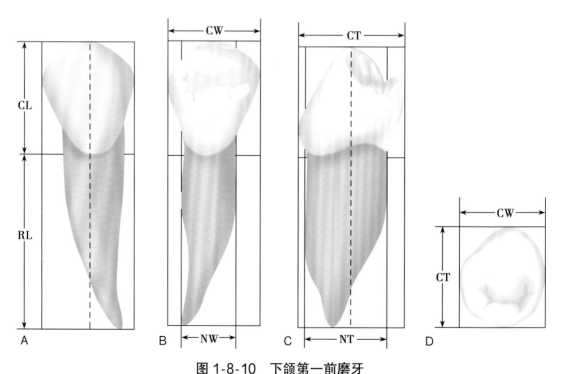

图1-8-10　下颌第一前磨牙

A. 颊面观　B. 舌面观　C. 邻面观　D. 𬌗面观

CL=冠长　RL=根长　CW=冠宽　NW=根宽　CT=冠厚　NT=颈厚

远中面观:如近中面观。

𬌗面观:颊尖偏近中,颊舌向中点,舌尖偏近中,舌 1/6 处。中央沟线在舌侧 2/5 位置,𬌗面呈圆三角形,颊舌尖三角嵴相连形成横嵴,近远中接触区均靠𬌗缘偏颊侧。

④ 下颌第二前磨牙:下颌第二前磨牙的绘制参数见表 1-8-10,示意图见图 1-8-11。

表 1-8-10　下颌第二前磨牙的绘制参数　　　　　　　单位:mm

	全长	冠长	根长	冠宽	颈宽	冠厚	颈厚
平均测量值	20.5	7.9	12.6	7.1	4.9	8.3	7.0
放大测量值	61.5	23.7	37.8	21.3	14.7	24.9	21.0

颊面观:颊尖顶点略偏近中。

舌面观:如颊面观,舌沟偏远中,近中舌尖较大,远中较小。

近中面观:颊尖点约在颊 1/3 处,舌尖点约在舌 1/6 处,舌尖略低。中央沟位于舌 2/5 处。

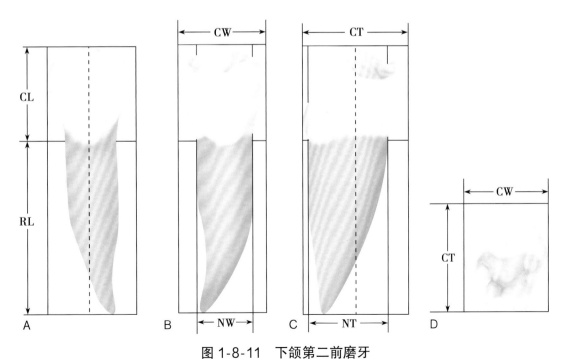

图 1-8-11　下颌第二前磨牙
A. 颊面观　　B. 舌面观　　C. 邻面观　　D. 𬌗面观
CL= 冠长　　RL= 根长　　CW= 冠宽　　NW= 根宽　　CT= 冠厚　　NT= 颈厚

远中面观:如近中面观。

殆面观:颊尖偏近中,颊 1/3 处,舌尖偏近中,舌 1/6 处,中央沟线在舌侧 2/5 位置,殆面呈方圆形,形成 Y 字形发育沟,近远中接触区均靠殆缘偏颊侧。

4）磨牙组

①上颌第一磨牙:上颌第一磨牙的绘制参数见表 1-8-11,示意图见图 1-8-12。

表 1-8-11　上颌第一磨牙的绘制参数

单位:mm

	全长	冠长	根长	冠宽	颈宽	冠厚	颈厚
平均测量值	19.7	7.3	12.4	10.1	7.6	11.3	10.5
放大测量值	59.1	21.9	37.2	30.3	22.8	33.9	31.5

颊面观:近中冠宽点在殆 1/3 内,远中冠宽点靠近殆 1/3 和中 1/3 交界,颈宽点接近冠长点,冠长点在牙体长轴上。颊沟略偏牙体长轴线远中,从殆 1/3 延伸至中 1/3。近、远中颊尖顶点约位于近、远中缘与颊沟之间,远中颊尖略低于近中颊尖。根分叉点在牙根的颈 1/3,两颊根的位置在相应颊尖顶点的上方,牙根长度依次为舌根、近中颊根、远中颊根。

舌面观:远中舌沟位于远中 1/3 处,从殆 1/3 延伸至中 1/3。近、远中舌尖低

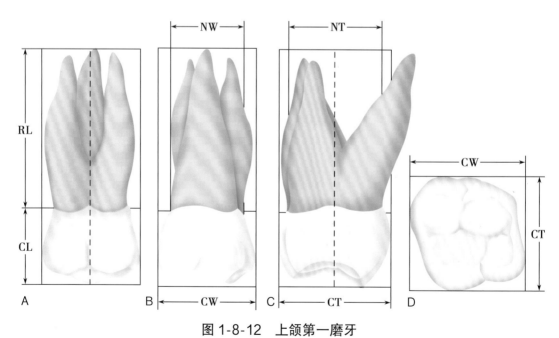

图 1-8-12　上颌第一磨牙
A. 颊面观　B. 舌面观　C. 邻面观　D. 殆面观
CL= 冠长　RL= 根长　CW= 冠宽　NW= 根宽　CT= 冠厚　NT= 颈厚

于颊尖,位于近、远中缘与远中舌沟之间,远中舌尖最低。

近中面观:冠厚点颊面在颈 1/3 内,舌面在中 1/3,颈厚点在冠长点位置,近中颊尖顶点约在颊 1/6 处,近中舌尖顶点约在舌 1/4 处。中央沟线约在𬌗 1/3 处偏颊侧。近中颈曲线最凹点接近颈部。根分叉点在根颈 1/3 内,颊舌根尖点约在颊舌尖上方,近中颊根尖点较舌根低。

远中面观:远中颊尖顶点约在颊 1/5 处,远中舌尖顶点约在舌 1/5 处。

𬌗面观:颊面向远中舌侧倾斜,近中颊尖顶点位于颊 1/6 处,远中颊尖位于颊 1/5 处,近中舌尖位于舌 1/4 处,远中舌尖位于舌 1/5 处。近中接触区位于𬌗方颊 1/3 处,远中接触区位于𬌗方颊 1/3 与中 1/3 交界的附近。

② 上颌第二磨牙:上颌第二磨牙的绘制参数见表 1-8-12,示意图见图 1-8-13。上颌第二磨牙形态似上颌第一磨牙,体积小而窄,远中舌尖退化明显,𬌗面呈斜方形更明显,𬌗角圆钝,少有第五尖,副沟较多,窝较浅,牙根分叉度较小,有融合根。

表 1-8-12　上颌第二磨牙的绘制参数　　　　　　　单位:mm

	全长	冠长	根长	冠宽	颈宽	冠厚	颈厚
平均测量值	19.3	7.4	11.9	9.6	7.6	11.4	10.7
放大测量值	57.9	22.2	35.7	28.8	22.8	34.2	32.1

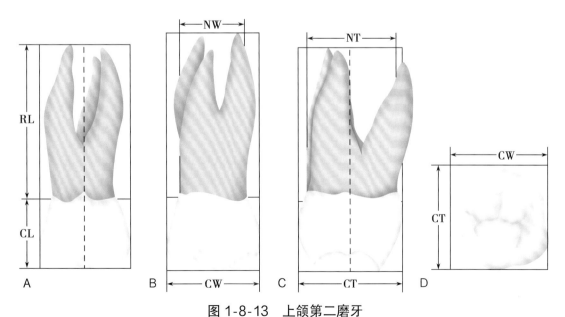

图 1-8-13　上颌第二磨牙
A. 颊面观　B. 舌面观　C. 邻面观　D. 𬌗面观
CL= 冠长　RL= 根长　CW= 冠宽　NW= 根宽　CT= 冠厚　NT= 颈厚

颊面观:颊沟偏远中,远中颊尖更低。根分叉点向根尖移,两颊根的位置距离更近。

舌面观:远中舌沟更偏远中。

近中面观:牙尖点向殆面中央稍聚合,根分叉点向根尖移,颊舌根距离稍聚合。

远中面观:如近中面观,较近中面小而圆突。

殆面观:近中颊尖较远中颊尖更大,近中舌尖更大,远中舌尖更小,无第五尖。斜嵴不明显,殆面窝较浅。

③下颌第一磨牙:下颌第一磨牙的绘制参数见表1-8-13,示意图见图1-8-14。

表1-8-13　下颌第一磨牙的绘制参数　　　　　　　　　　单位:mm

	全长	冠长	根长	冠宽	颈宽	冠厚	颈厚
平均测量值	20.5	7.6	12.9	11.2	8.9	10.5	8.6
放大测量值	61.5	22.8	38.7	33.6	26.7	31.5	25.8

颊面观:近中冠宽点在殆1/3内,远中冠宽点靠近殆1/3和中1/3交界,颈宽点接近冠长点,冠长点在牙体长轴上。颊沟距近中缘约2/5,从殆1/3延伸至冠中1/3,远中颊沟距远中缘1/5,长度是颊沟的1/2。近中颊尖点低于冠长点,较远中

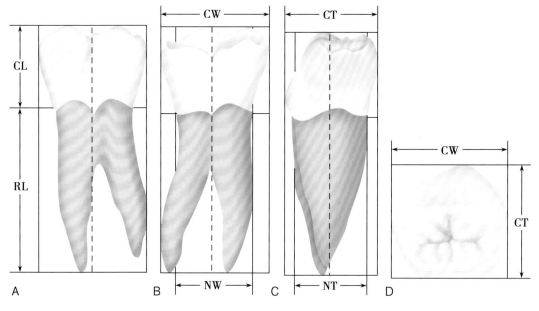

图1-8-14　下颌第一磨牙
A.颊面观　B.舌面观　C.邻面观　D.殆面观
CL=冠长　RL=根长　CW=冠宽　NW=根宽　CT=冠厚　NT=颈厚

颊尖点高,远中尖最低。根分叉点在牙根的颈 1/3,远中颊根较近中颊根低。

舌面观:舌沟居中从𬌗 1/3 延伸至中 1/3。远中舌尖低于近中舌尖。

近中面观:冠厚点颊面在颈 1/3,舌面在中 1/3,颈厚点在冠长点位置,近中颊尖在颊 1/4 处,近中舌尖在舌 1/6 处,比颊尖略高。中央沟线约在𬌗 1/3 处偏舌侧。近中颈曲线最凹点接近颈部,近中颊根尖点居中。

远中面观:远中颊尖在颊 1/4 处,远中舌尖在舌 1/6 处。远中颈曲线最凹点较近中更接近颈部。远中根尖点较近中根低。

𬌗面观:近、远中舌尖位于舌 1/6 处,远中尖较近、远中颊尖偏舌侧。近中接触区位于𬌗方颊 1/3 处,远中接触区约平远中尖。

④ 下颌第二磨牙:下颌第二磨牙的绘制参数见表 1-8-14,示意图见图 1-8-15。下颌第二磨牙牙冠有 4 尖型和 5 尖型,5 尖型与下颌第一磨牙相似,但𬌗角圆钝,牙尖较圆钝,副沟较多,窝较浅。牙根的分叉度较小,可为融合根。

表 1-8-14　下颌第二磨牙的绘制参数　　　　　单位:mm

	全长	冠长	根长	冠宽	颈宽	冠厚	颈厚
平均测量值	19.1	7.6	12.3	10.7	8.5	10.4	8.7
放大测量值	57.3	22.8	36.9	32.1	25.5	31.2	26.1

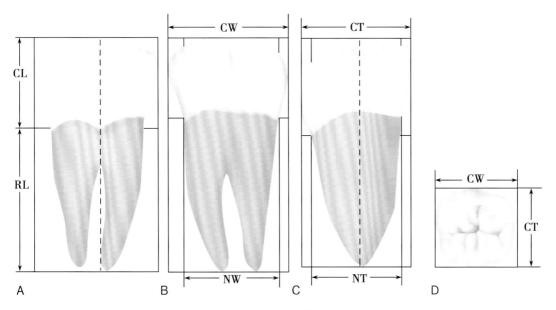

图 1-8-15　下颌第二磨牙

A.颊面观　B.舌面观　C.邻面观　D.𬌗面观

CL= 冠长　RL= 根长　CW= 冠宽　NW= 根宽　CT= 冠厚　NT= 颈厚

【注意事项】

1. 明确各绘图参数的定义和测量方法。
2. 注意区分上下颌不同牙位的绘图参数及其不同牙面观的标志点。

【实验评分】

1. 不同牙面观的绘图框架。
2. 不同牙面观的标志点。
3. 不同牙面观的曲线轮廓。

（王　琨）

实验九　各类窝洞的绘图

【目的要求】

1. 复习窝洞的分类、命名及结构。
2. 掌握各类窝洞的绘制。

【实验内容】

1. 石膏牙模型上各类标准窝洞结构的认识。
2. 离体牙标本上龋病损害的观察。
3. 绘制牙体各类窝洞。

【实验用品】

各类标准窝洞石膏牙模型、各类龋损离体牙标本、绘图纸、铅笔等。

【方法步骤】

1. **Ⅰ类洞**　发生在所有牙面发育点隙裂沟的龋损所备成的窝洞。包括磨牙和前磨牙的𬌗面洞、上颌前牙腭面洞、下颌磨牙颊面𬌗 2/3 的颊面洞和颊𬌗面洞、上颌磨牙腭面𬌗 2/3 的腭面洞和腭𬌗面洞（图 1-9-1）。𬌗面窝沟单面洞的窝洞外形应绘制圆缓曲线，避开牙尖，尽量保留斜嵴或横嵴，为典型的盒状洞形，侧壁略向洞口聚合。磨牙颊（腭）面单面洞的洞口可略小于洞底。上颌前牙腭面洞的外形呈三角形或圆形,洞底与舌面平行,侧壁垂直于洞底。磨牙双面洞的颊(腭)面部分需沿颊(腭)沟绘成长条形,龈壁与牙长轴垂直,近、远中壁相互平行或略向聆方聚合。聆面绘制鸠尾固位形。

2. **Ⅱ类洞** 发生于后牙邻面的龋损所备成的窝洞。包括磨牙和前磨牙的邻面洞、邻聆面洞、邻颊面洞、邻舌面洞和邻聆邻洞(图1-9-2)。邻面洞的颊、舌壁略向聆方聚合,形成龈方大于聆方的梯形。聆面洞应绘制鸠尾固位形,并与邻面缺损大小匹配,避开牙尖、嵴和髓角。

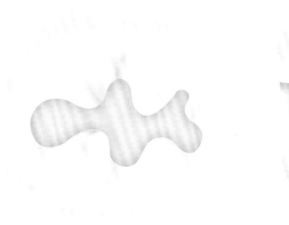

图1-9-1 Ⅰ类洞

图1-9-2 Ⅱ类洞

3. **Ⅲ类洞** 前牙邻面未累及切角的龋损所备成的窝洞。包括切牙和尖牙的邻面洞、邻舌面和邻唇面洞(图1-9-3)。单面洞绘制成与前牙邻面相似的底向根方的三角形盒状洞形。邻舌洞的邻面洞外形呈唇方大于舌方的梯形,龈壁和切壁略向舌方聚合,舌面洞需绘制鸠尾,一般位于舌隆突的切方,不超过中线。

4. **Ⅳ类洞** 前牙邻面累及切角的龋损所备成的窝洞。包括切牙和尖牙的邻切洞(图1-9-4)。注意洞缘斜面的绘制。

5. **Ⅴ类洞** 所有牙的颊(唇)舌面颈1/3处的龋损所备成的窝洞。包括前牙和后牙颊舌面的颈1/3洞(图1-9-5)。整体外形呈半圆形,龈壁与龈缘平行,呈与颈曲线相应的圆弧形。

6. **Ⅵ类洞** 发生在前牙切嵴或后牙牙尖自洁区的龋损所备成的窝洞(图1-9-6)。

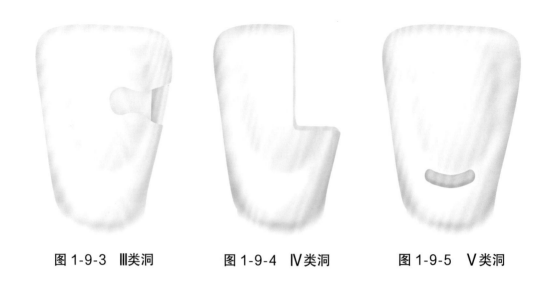

图 1-9-3　Ⅲ类洞　　　　图 1-9-4　Ⅳ类洞　　　　图 1-9-5　Ⅴ类洞

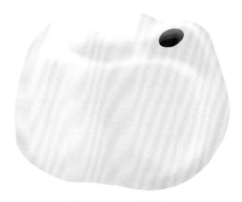

图 1-9-6　Ⅵ类洞

【注意事项】

1. 把握窝洞的点、线、角特点，以及侧壁与底壁的关系。

2. 注意Ⅱ类洞形鸠尾峡的宽度一般在后牙所在颊舌间距的 1/4~1/3，前牙为邻面洞舌方宽度的 1/3~1/2。鸠尾峡的位置应在轴髓线角的内侧，𬌗面洞底的𬌗方。

【实验评分】

1. 各类窝洞所在牙体部位在绘图中的体现。

2. 洞壁、洞角、洞缘、抗力形、固位形等窝洞结构在绘图中的体现。

（王　琨）

实验十　蜡牙Ⅰ类洞的雕刻

【目的要求】

1. 复习窝洞的分类、命名及结构。
2. 复习下颌磨牙的外形解剖特点。
3. 了解下颌磨牙𬌗面洞的外形特点。
4. 了解盒状洞的结构。
5. 了解𬌗面洞倒凹固位的部位。

【实验内容】

蜡牙下颌第一磨牙𬌗面Ⅰ类洞预备。

【实验用品】

蜡制下颌第一磨牙模型、雕刻刀、小尺、毛笔、铅笔、牙体解剖图谱。

【方法步骤】

Ⅰ类洞主要指单面洞,也包括磨牙的颊𬌗面洞和舌𬌗面洞,以下颌第一磨牙𬌗面Ⅰ类洞的蜡牙预备为例。

蜡牙下颌第一磨牙𬌗面Ⅰ类洞形预备

（1）设计外形:在蜡牙上绘制𬌗面Ⅰ类洞的外形线,用雕刀尖头刻画出设计好的外形,要求包括𬌗面沟裂,避让牙尖、牙嵴,使之成为一条连续的圆缓曲线。

（2）形成侧壁:在外形线内 0.5mm 处下刀,用雕刀平行于长轴形成洞侧壁,注意掌握刀的方向和支点,洞缘角成直角,侧壁略向洞口聚合。

（3）形成洞底:使洞形呈底平、壁直、侧壁相互平行的标准盒状洞形,洞深度以从颊沟与洞缘交点处至洞底 6mm 为宜。

（4）形成倒凹:修整出略为圆钝的侧髓线角,在牙尖下的侧髓线角处作出倒凹。

（5）修整洞形:使底平壁直、点线角清晰而圆钝(图 1-10-1)。

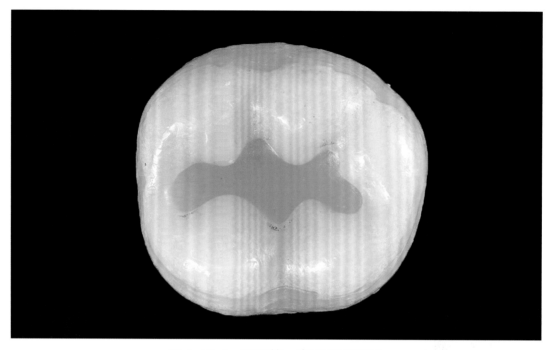

图 1-10-1 下颌第一磨牙𬌗面Ⅰ类洞

【注意事项】

1. 侧壁固位是各类窝洞最基本的固位结构,要求窝洞有足够深度,呈底平壁直的盒状洞形。

2. 倒凹一般作在牙尖的下方,此处牙本质较厚,但牙尖下方髓角较高,要注意洞的深度,避免穿髓。

【实验评分】

1. 窝洞外形呈圆缓曲线,避让牙尖。

2. 洞缘角成直角,洞底平坦,呈典型的盒状洞形,点线角清晰圆钝。

(王 琨)

实验十一 蜡牙Ⅱ类洞的雕刻

【目的要求】

1. 复习窝洞的分类、命名及结构。

2. 复习上颌磨牙、下颌前磨牙的外形解剖特点。

3. 了解Ⅱ类洞的外形特点。

4. 掌握Ⅱ类洞抗力形、固位形的具体要求,如邻面洞龈壁的位置,殆面洞鸠尾固位形的宽度和位置。

【实验内容】

1. 蜡牙上颌第一磨牙近中邻殆面Ⅱ类洞预备。

2. 蜡牙下颌第一前磨牙远中邻殆面Ⅱ类洞预备。

【实验用品】

蜡制上颌第一磨牙模型、蜡制下颌第一前磨牙模型、雕刻刀、小尺、毛笔、铅笔、牙体解剖图谱。

【方法步骤】

1. 蜡牙上颌第一磨牙近中邻殆面Ⅱ类洞预备。

（1）设计外形:在蜡牙上绘制Ⅱ类洞的外形线,首先设计窝洞邻面部分,使邻面龈壁位于颈缘线上 5mm,龈方大于殆方,邻面侧壁越过接触区至自洁区。然后设计殆面部分,邻面洞的殆方越过近中边缘嵴,鸠尾在近中窝内、不超过斜嵴,鸠尾峡宽度约为邻面洞殆方宽度的 1/2~2/3,或颊舌尖宽度的 1/4~1/3,用雕刀尖头刻画出已设计好的外形（图 1-11-1）。

（2）形成邻面洞形:用雕刀在距画线 0.5mm 的内侧下刀,预备邻面洞。轴壁与邻面外形一致,深度为 4mm,侧壁向洞口微张,龈壁与轴壁之夹角略小于直角,预备完成的邻面洞,应为龈方大于殆方的梯形盒状洞。

（3）形成殆面洞形:注意鸠尾峡的宽度和位置,髓壁与轴壁垂直、侧壁与髓壁垂直。颊沟与洞缘的交点至洞底深度约 6mm。

（4）修整洞形:使底平壁直、点线角清晰、轴髓线角圆钝,髓壁与龈壁平行。

2. 蜡牙下颌第一前磨牙远中邻殆面Ⅱ类洞预备。

（1）设计外形:在蜡牙上绘制窝洞的外形线,首先设计窝洞邻面部分,使邻面龈缘位于颈缘线上 5mm,颊舌侧壁至自洁区,并向殆面聚合成龈方大于殆方的梯形。然后设计殆面部分,顺洞形邻面的殆方越过远中边缘嵴形成殆面鸠尾,鸠尾一般不超过殆面横嵴,位于远中窝,鸠尾峡位于远中边缘嵴内侧,其宽度为邻面洞形殆方宽度的 1/3~1/2。用雕刀尖头刻画出已设计好的外形（图 1-11-2）。

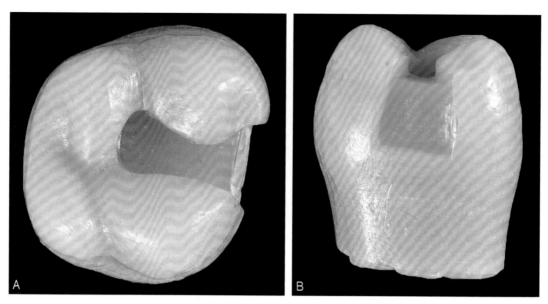

图 1-11-1　上颌第一磨牙近中邻𬌗面Ⅱ类洞
A.𬌗面观　B.邻面观

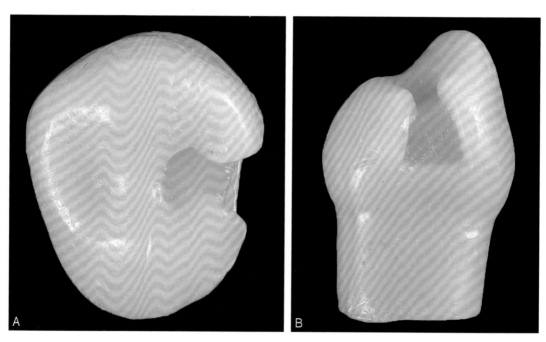

图 1-11-2　下颌第一前磨牙远中邻𬌗面Ⅱ类洞
A.𬌗面观　B.邻面观

（2）形成邻面洞：用雕刀在距画线 0.5mm 的内侧下刀,预备邻面洞。轴壁与邻面外形一致,深度为 4mm。侧壁向洞口微张,龈壁与轴壁之夹角略小于直角,预备完成的邻面洞,应为龈方大于殆方的梯形盒状洞。

（3）形成殆面洞：殆面髓壁应与殆面外形相平行,即为一颊高舌低的斜面,深度为 5mm。鸠尾部的颊、近中、舌侧壁与倾斜的髓壁相垂直。

（4）修整洞形：龈壁与轴壁基本垂直,髓壁与龈壁不平行,轴髓线角圆钝,点线角清晰。

【注意事项】

1. 邻面洞颊、舌壁的扩展程度与邻面突度有关,突度大,接触区小,扩展少,反之,邻面突度小,则扩展多。

2. 殆面鸠尾的预备要求与邻面缺损大小相匹配,要有一定的深度,特别在峡部。鸠尾预备应顺应殆面的窝洞扩展,避开牙尖、嵴和髓角,注意保留斜嵴和横嵴。

3. 注意殆面洞形鸠尾峡的宽度和位置。

【实验评分】

1. 上颌第一磨牙邻面洞的颊、舌壁位置,聚合方向,龈壁与轴壁的夹角,轴壁的外形与深度；殆面洞的深度,以及鸠尾的位置和宽度。

2. 下颌第一前磨牙邻面洞的龈缘、颊、舌壁位置,轴壁的外形和深度；殆面洞的深度和髓壁外形,鸠尾的位置和宽度。

（王　琨）

实验十二　蜡牙Ⅲ类洞的雕刻

【目的要求】

1. 复习窝洞的分类、命名及结构。

2. 复习上颌切牙的外形解剖特点。

3. 掌握Ⅲ类洞的特征。

【实验内容】

蜡牙上颌中切牙近中邻舌面Ⅲ类洞的预备。

【实验用品】

蜡制上颌中切牙模型、雕刻刀、小尺、毛笔、铅笔、牙体解剖图谱。

【方法步骤】

蜡牙上颌中切牙近中邻舌面Ⅲ类洞预备

（1）设计外形：在蜡牙上绘制Ⅲ类洞的外形线，首先设计窝洞邻面部分，使近中邻面唇侧缘与唇面平行，切缘和龈缘向舌侧聚合，成为唇方大于舌方的梯形，唇龈及唇切侧壁相交为圆弧形。然后设计舌面洞，在舌侧近中边缘嵴中1/3处，邻面洞开口越过边缘嵴后向切方及龈方膨大，形成圆弧形，用雕刀尖头刻画出已设计好的外形。

（2）形成邻面洞：在画线内侧0.5mm处下刀，使轴壁与近中邻面外形基本一致，龈壁、唇壁、切壁与轴壁相垂直，深度为5mm。

（3）形成舌面洞：邻面洞开口在越过边缘嵴后向切、龈方膨大形成鸠尾，鸠尾峡宽度为邻面洞舌方宽度的1/3~1/2。用雕刻刀在唇轴切点角作倒凹，在龈轴线角作固位沟并延伸至舌面膨大处（图1-12-1）。

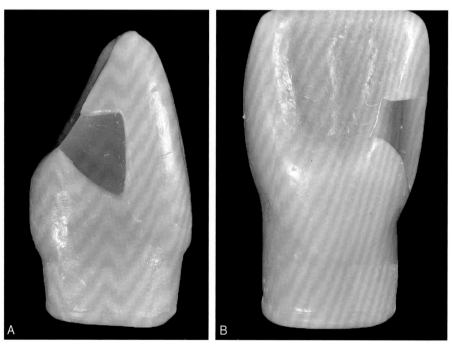

图1-12-1　上颌中切牙近中邻舌面Ⅲ类洞
A.邻面观　B.舌面观

【注意事项】

1. 邻舌洞的预备一般先预备邻面部分,邻面洞的龈壁长于切壁,唇壁与唇面平行。

2. 邻舌洞的舌面洞形需要预备鸠尾,鸠尾位于舌隆突的切方,一般不超过中线,避开切 1/3 区。

【实验评分】

1. 邻面洞的外形和深度。
2. 舌面洞鸠尾的位置和宽度。

（王　琨）

实验十三　蜡牙Ⅴ类洞的雕刻

【目的要求】

1. 复习窝洞的分类、命名及结构。
2. 复习上颌前磨牙的外形解剖特点。
3. 掌握Ⅴ类洞的洞形特征。

【实验内容】

蜡牙上颌第一前磨牙颊面颈 1/3 的Ⅴ类洞预备。

【实验用品】

蜡制上颌第一前磨牙模型、雕刻刀、小尺、毛笔、铅笔、牙体解剖图谱。

【方法步骤】

蜡牙上颌第一前磨牙颊面颈 1/3 的Ⅴ类洞预备

（1）设计外形:在蜡牙上绘制窝洞的外形线,用雕刀在颊面刻画颈 1/3 洞外形,使外形为新月形,龈壁距龈缘 3mm 处,并与龈缘弧度相一致,近、远中洞缘线不超过轴角,龈壁略凹,不超过颈 1/3 线上。

（2）形成洞底:使洞底(轴壁)呈与牙颊面突度一致的弧形,洞侧壁与洞底垂直,近、远中侧壁向洞口微张,洞深度 4mm。

（3）修整洞形:底凸壁直、线角清晰,于龈轴线角和拾轴线角的中份作圆弧形倒凹（图 1-13-1）。

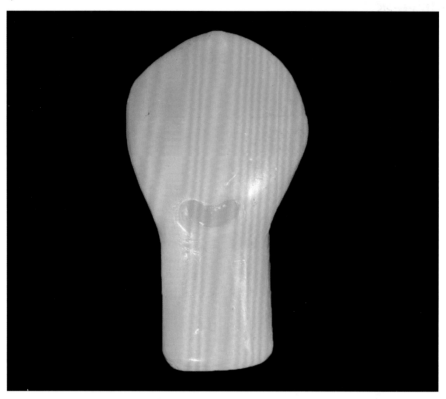

图 1-13-1　上颌第一前磨牙颊面颈 1/3 Ⅴ类洞

【注意事项】

1. Ⅴ类洞的龈壁与龈缘平行,呈与颈曲线相应的圆弧形,龈壁尽量不超过颈 1/3 线,近、远中侧壁尽量在轴角以内。

2. Ⅴ类洞抗力形和固位形预备应按盒状洞形要求,在龈轴线角和拾轴线角作倒凹或固位沟,也可在 4 个点角处作倒凹,减少穿髓的可能性。

【实验评分】

1. Ⅴ类洞的窝洞外形和深度,龈壁,近、远中侧壁,拾壁的位置。

2. 抗力形和固位形的预备。

（王　琨）

实验十四　离体下颌第一磨牙银汞合金修复I类洞预备

【目的要求】

1. 掌握下颌磨牙解剖特点及I类洞的洞形特点。
2. 掌握下颌第一磨牙银汞合金修复I类洞的窝洞预备原则和方法。
3. 熟悉操作者的体位、术式、支点及器械的使用。

【实验内容】

1. 离体下颌第一磨牙I类洞(以殆面洞为例)银汞合金修复的窝洞预备。
2. 高速手机、低速手机及各类钻针的使用方法。
3. 学习在稳固的支点下进行操作。

【实验用品】

仿真人头模系统、离体下颌第一磨牙石膏灌注模型、高速手机、低速手机、裂钻、金刚砂钻、球钻、倒锥钻、检查盘、棉球、铅笔、刻度探针。

【方法步骤】

1. **操作前防护**　着白大褂,戴帽子、口罩、手套、面罩。
2. **仿头模准备**　安放石膏模型。
3. **体位与支点**　使仿头模下颌殆平面与地面平行,口腔高度约平操作者上臂自然下垂时肘关节位置,操作者位于仿头模6~9点位置。以改良握笔法握持手机,用中指或无名指以同侧前磨牙作为支点。

4. **窝洞预备**

（1）洞形设计:假设龋损位于下颌第一磨牙殆面,用铅笔沿所选后牙的窝沟画出设计洞形(要求包括全部窝沟在内,形成避让尖嵴的圆缓曲线)。

（2）预备入路:使用高速手机,用裂钻或金刚砂钻从中央窝处钻入牙体组织,达到釉牙本质界下 0.2~0.5mm,总体洞深 1.5~2.0mm。因牙釉质硬度高于牙本质,当钻针进入牙本质内时,可明显感觉阻力减小。

（3）扩展洞形:用高速手机裂钻或低速裂钻沿牙本质面,保持深度一致,并顺沟裂扩展,根据外形的设计,逐步磨去沟裂,避让牙尖,向四周推移,直至形成盒状洞形。术中应保持钻针长轴垂直于洞底,一次形成洞底和垂直于洞底的侧壁。注意使用高速手机裂钻时,应按外形层层加深,以使水流能喷射到钻针上冷却,使用低速裂钻时不可层层加深,要一次性到达深度,以免产热过多刺激牙髓组织。

(4)修整洞形:用平头裂钻修整洞壁,使之直而光滑,与洞底垂直,用倒锥钻修平洞底,使成线角清晰的盒状洞形(图1-14-1),最后可在牙尖下方的侧髓线角处用小球钻形成倒凹。

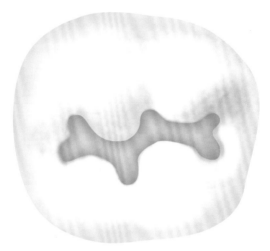

图 1-14-1 离体下颌第一磨牙殆面洞

【注意事项】

1. 银汞合金修复 I 类洞窝洞外形应为圆缓曲线,为保证充填体抗力形和固位形,窝洞预备时需注意窝洞深度 1.5~2.0mm,底平壁直,点线角清晰圆钝。

2. 若需要增加固位,可在牙尖下方的侧髓线角处做倒凹,但牙尖下方的深层是髓角所在,倒凹不宜过深,一般以 0.2mm 为宜。

3. 窝洞预备时需注意保护牙髓组织,切勿向髓腔方向加压,预备过程中注意用水冷却,在水雾影响视野时,可用三用喷枪吹净,保持术区清楚后继续操作,切不可因影响视线而关闭喷水操作。

【实验评分】

1. 操作者和仿头模体位,操作者支点。

2. 银汞合金修复Ⅰ类洞的窝洞预备要点,包括窝洞外形、洞深、底平壁直、点线角清晰圆钝。

(王浩浩)

实验十五　离体下颌第一磨牙银汞合金修复Ⅱ类洞预备

【目的要求】

1. 掌握下颌磨牙解剖特点及Ⅱ类洞的洞形特点。
2. 掌握下颌第一磨牙银汞合金修复Ⅱ类洞的预备原则和方法。
3. 熟悉操作者的体位、术式、支点及器械的使用。

【实验内容】

1. 离体下颌第一磨牙Ⅱ类洞(以近中邻𬌗面洞为例)银汞合金修复的窝洞预备。
2. 高速手机、低速手机及各类钻针的使用方法。
3. 学习在稳固的支点下进行操作。

【实验用品】

仿真人头模系统、离体下颌第一磨牙石膏灌注模型、高速手机、低速手机、裂钻、金刚砂钻、球钻、倒锥钻、检查盘、棉球、铅笔、刻度探针。

【方法步骤】

1. **操作前防护**　着白大褂,戴帽子、口罩、手套、面罩。
2. **仿头模准备**　安放石膏模型。
3. **体位与支点**　使仿头模下颌牙𬌗平面与地面平行,口腔高度约平操作者上臂自然下垂时肘关节位置,操作者位于仿头模6~9点位置。以改良握笔法握持手机,用中指或无名指以同侧前磨牙作为支点。
4. **窝洞预备**

（1）洞形设计:假设龋损位于离体下颌第一磨牙累及接触区的近中邻面,根据龋损范围、银汞合金修复Ⅱ类洞的要求、下颌第一磨牙的𬌗面解剖特点进行洞外形设计,用铅笔沿所选后牙的窝沟画出设计洞形。

（2）预备邻面洞：邻𬌗面洞的预备一般先预备邻面部分。①用高速手机裂钻在近中边缘嵴中份钻入，磨除牙釉质达釉牙本质界；②用低速手机裂钻从釉牙本质界处向龈方逐步深入，保持钻针与近中邻面倾斜度一致，使垂直深度至少为3mm（裂钻刃部的3/4即为3mm），龈壁宽1~1.5mm；③裂钻沿龈壁平面向颊、舌侧扩展至自洁区，注意使钻针下方倾斜幅度大于上方，以便邻面洞形成龈方大于𬌗方的梯形盒状洞形，梯形的𬌗方宽度不超过近中边缘嵴的1/3，形成邻面洞形（图1-15-1A）。

（3）预备𬌗面鸠尾形：①用倒锥钻或裂钻，从邻面釉牙本质界下0.2~0.5mm处，向𬌗面中央窝扩展，形成一长方形沟槽，使𬌗面洞深1.5~2mm；②颊舌向扩展长方形沟槽，在避让近中颊、舌尖后，在中央点隙形成鸠尾，注意鸠尾峡部不可过宽（约为邻面洞牙𬌗方开口的1/2，或颊舌两牙尖之间宽度的1/4~1/3），鸠尾峡部位置在轴髓线角内侧，髓壁与轴壁垂直形成阶梯而与龈壁平行，形成𬌗面洞形（图1-15-1B）。

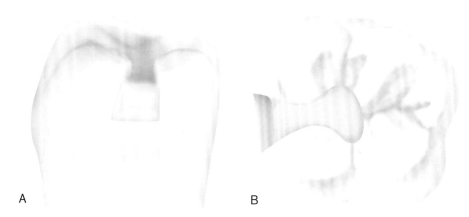

A　　　　　　　　　　B

图1-15-1　离体下颌第一磨牙近中邻𬌗面洞
A.邻面洞形　　B.𬌗面洞形

（4）修整洞形：用倒锥钻平整髓壁及龈壁，用裂钻修整侧壁、洞缘和线角，注意轴髓线角需圆钝。为增加邻面与𬌗面连接处的抗力，可将轴壁略向髓壁倾斜，使轴髓线角处充填体厚度增加，以形成抗力形。

【注意事项】

1. 注意支点的掌握和使用，在备洞时必须要有稳固的支点，才能保证操作的精细度和对邻近组织的保护,一般用中指或无名指以同侧邻牙作为支点,不可用小指作为支点。

2. 注意鸠尾峡部宽度的把握,预备时应留有余地,以防修整形态时越备越宽,注意鸠尾峡部位置位于轴髓线角的内侧,不可与轴髓线角重合,可在备洞前用铅笔先在牙面设计好形态和位置,再行操作。

3. 与Ⅰ类洞相似,备洞要求底平壁直,点线角清晰圆钝,尤其轴髓线角需圆钝,避免应力集中。

【实验评分】

1. 操作者和仿头模体位,操作者支点。

2. 银汞合金修复Ⅱ类洞的窝洞预备要点,包括窝洞外形、邻面洞、𬌗面洞。

(王浩浩)

实验十六　离体上颌第一磨牙银汞合金修复Ⅱ类洞预备

【目的要求】

1. 掌握上颌磨牙解剖特点及Ⅱ类洞的洞形特点。

2. 掌握上颌第一磨牙银汞合金修复Ⅱ类洞的预备原则和方法。

3. 熟悉操作者的体位、术式、支点及器械的使用,以及上颌牙备洞时的口镜运用及镜下操作。

【实验内容】

1. 离体上颌第一磨牙Ⅱ类洞(以近中邻𬌗面洞为例)银汞合金修复的窝洞预备。

2. 高速手机、低速手机及各类钻针的使用方法。

3. 学习在稳固的支点下进行操作。

4. 学习口镜的运用及镜下操作。

【实验用品】

仿真人头模系统、离体上颌第一磨牙石膏灌注模型、高速手机、低速手机、裂钻、金刚砂钻、球钻、倒锥钻、检查盘、棉球、铅笔、刻度探针。

【方法步骤】

1. **操作前防护**　着白大褂,戴帽子、口罩、手套、面罩。
2. **仿头模准备**　安放石膏模型。
3. **体位与支点**　使仿头模上颌牙殆平面与地面成 90°,口腔高度约平操作者上臂自然下垂时肘关节位置,操作者位于仿头模 9~12 点位置。以改良握笔法握持手机,用中指或无名指以同侧前磨牙作为支点。
4. **窝洞预备**

（1）洞形设计:假设龋损位于离体上颌第一磨牙累及接触区的近中邻面,根据龋损范围、银汞合金修复Ⅱ类洞的要求、上颌第一磨牙的殆面解剖特点进行洞外形设计,用铅笔沿所选后牙的窝沟画出设计洞形。注意上颌第一磨牙存在斜嵴,在设计窝洞时需避让斜嵴,以尽可能地保存牙体组织抗力性。

（2）预备邻面洞:邻面洞的预备方法与下颌第一磨牙Ⅱ类洞预备类似。①用高速手机裂钻在近中边缘嵴中份钻入,磨除牙釉质达釉牙本质界;②用低速手机裂钻从釉牙本质界处向龈方逐步深入,保持钻针与近中邻面倾斜度一致,使垂直深度至少为 3mm（裂钻刃部的 3/4 即为 3mm）,龈壁宽 1~1.5mm;③裂钻沿龈壁平面向颊、舌侧扩展至自洁区,注意使钻针下方倾斜幅度大于上方,以便邻面洞形成龈方大于殆方的梯形盒状洞形,梯形的殆方宽度不超过近中边缘嵴的 1/3,形成邻面洞形（图 1-16-1A）。

（3）预备殆面鸠尾形:因为存在斜嵴,上颌第一磨牙的鸠尾形态与下颌略有差异,注意使鸠尾膨大部向颊侧延展,以避让斜嵴。①用倒锥钻或裂钻,从邻面釉牙本质界下 0.2~0.5mm 处,向殆面中央窝扩展,形成一长方形沟槽,使殆面洞深 1.5~2mm;②颊舌向扩展长方形沟槽,在避让斜嵴及牙尖后,在中央点隙偏颊侧形成鸠尾,注意鸠尾峡部不可过宽（约为邻面洞牙殆方开口的 1/2,或颊舌两牙尖之间宽度的 1/4~1/3）,鸠尾峡部位置在轴髓线角内侧,髓壁与轴壁垂直形成阶梯而与龈壁平行,形成殆面洞形（图 1-16-1B）。

（4）修整洞形:用倒锥钻平整髓壁及龈壁,用裂钻修整侧壁、洞缘和线角,注意轴髓线角需圆钝。为增加邻面与殆面连接处的抗力,可将轴壁略向髓壁倾斜,使轴髓线角处充填体厚度增加,以形成抗力形。

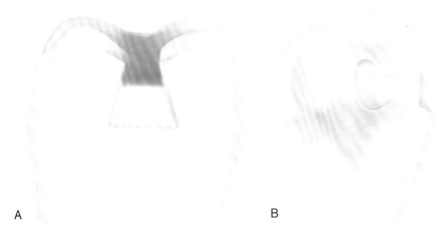

A   B

图 1-16-1　离体上颌第一磨牙近中邻𬌗面洞
A.邻面洞形　B.𬌗面洞形

【注意事项】

1. 注意体会口镜的运用,初次使用时不必急着开钻,可将手机及钻针置于舌面并向四周移动,观察镜面形态与实际运动方向,熟悉后再进行操作。

2. 在口镜下喷水操作时,水雾会喷洒在镜面影响视野,视野不清时应停止钻磨,用三用喷枪吹净或棉卷擦拭口镜,保持术区清楚后继续操作,注意不可因影响视线而关闭喷水操作。

3. 斜嵴为上颌第一磨牙特有的解剖结构,为了尽可能保留剩余牙体组织的抗力性,窝洞预备时应注意保护斜嵴和牙尖。

【实验评分】

1. 操作者和仿头模体位,操作者支点。

2. 口镜的运用及镜下操作。

3. 银汞合金修复Ⅱ类洞的窝洞预备要点,包括窝洞外形、邻面洞、𬌗面洞。

4. 保护斜嵴。

（王浩浩）

实验十七　离体上颌中切牙银汞合金修复Ⅲ类洞窝洞预备

【目的要求】

1. 掌握上颌前牙解剖特点及Ⅲ类洞的洞形特点。
2. 掌握上颌中切牙银汞合金修复Ⅲ类洞的窝洞预备原则和方法。
3. 熟悉操作者的体位、术式、支点及器械的使用,以及上颌牙备洞时的口镜运用及镜下操作。

【实验内容】

1. 离体上颌中切牙Ⅲ类洞(以近中邻舌面洞为例)银汞合金修复的窝洞预备。
2. 高速手机、低速手机及各类钻针的使用方法。
3. 学习在稳固的支点下进行操作。
4. 学习口镜的运用及镜下操作。

【实验用品】

仿真人头模系统、离体上颌中切牙石膏灌注模型、高速手机、低速手机、裂钻、金刚砂钻、球钻、倒锥钻、检查盘、棉球、铅笔、刻度探针。

【方法步骤】

1. **操作前防护**　着白大褂,戴帽子、口罩、手套、面罩。
2. **仿头模准备**　安放石膏模型。
3. **体位与支点**　使仿头模上颌牙𬌗平面与地面成90°,口腔高度约平操作者上臂自然下垂时肘关节位置,操作者位于仿头模9~12点位置。以改良握笔法握持手机,用中指或无名指以右侧尖牙或前磨牙作为支点。左手持口镜,放于上颌切牙舌侧,调节口镜角度,反映出上颌切牙舌面。
4. **窝洞预备**

(1)洞形设计:假设龋损位于上颌中切牙累及接触区的近中邻面,用铅笔沿所选前牙的邻面和舌面画出设计洞形。

(2)预备邻面洞:用高速手机裂钻从中切牙舌面近中边缘嵴中份进入,到达釉牙本质界,换用小裂钻,与舌面垂直向釉牙本质界的牙本质侧磨制邻面,形成唇方大于舌方的梯形,龈壁与切壁向舌方稍聚合,龈壁长于切壁,唇侧壁与唇面平行,邻面洞深 1~1.5mm(图 1-17-1A)。

（3）预备舌面鸠尾形:用倒锥钻或裂钻,自邻面洞向舌面扩展形成鸠尾,使舌面洞深约 1mm,注意舌面洞龈壁不损伤舌隆突,切壁不超过舌面中 1/3,鸠尾位于舌隆突切方,不越过中线,鸠尾宽度为邻面洞舌方宽度的 1/2~1/3。(图 1-17-1B)。

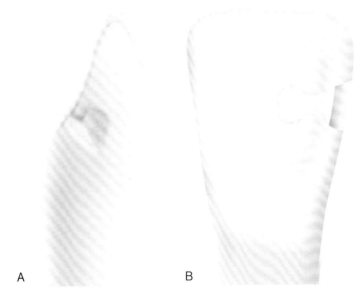

A　　　　　　　　B

图 1-17-1　离体上颌中切牙近中邻舌洞
A.邻面洞形　B.舌面洞形

（4）修整洞形:用小倒锥钻修整洞形,髓壁与舌面斜度一致,侧壁与髓壁垂直,轴髓线角圆钝,线角清晰。必要时可在鸠尾的尾部龈方和切方转角处作倒凹增强固位。

【注意事项】

1. 切牙的切 1/3 牙体组织较少,设计鸠尾应避开此区域。鸠尾应位于舌隆突的切方,且一般不超过中线,以尽可能地保证剩余牙体组织的抗力。

2. 在邻面龋损范围小,舌壁有一定厚度的情况下,可在邻面作单面洞,以尽可能保留健康牙体组织。此类洞形咬合力负荷不大,主要预备固位形,可在点角处作倒凹或在龈轴线角处作固位沟。

3. 窝洞预备要求龈壁、唇壁、切壁与邻面轴壁垂直,点线角清晰圆钝。

【实验评分】

1. 操作者和仿头模体位,操作者支点。
2. 口镜的运用及镜下操作。
3. 银汞合金修复Ⅲ类洞的窝洞预备要点,包括窝洞外形、邻面洞、舌面洞。

(王浩浩)

实验十八 离体下颌尖牙银汞合金修复Ⅴ类洞预备

【目的要求】

1. 掌握Ⅴ类洞的洞形特点。
2. 掌握Ⅴ类洞形的预备原则和方法。
3. 熟悉操作者体位、术式、支点及器械的使用。

【实验内容】

1. 离体牙Ⅴ类洞(以下颌尖牙为例)银汞合金修复的窝洞预备。
2. 高速手机、低速手机及各类钻针的使用方法。
3. 学习在稳固的支点下进行操作。

【实验用品】

仿真人头模系统、离体下颌尖牙石膏灌注模型、高速手机、低速手机、裂钻、金刚砂钻、球钻、倒锥钻、检查盘、棉球、铅笔、刻度探针。

【方法步骤】

1. **操作前防护** 着白大褂,戴帽子、口罩、手套、面罩。
2. **仿头模准备** 安放石膏模型。
3. **体位与支点** 使仿头模下颌牙𬌗平面与地面平行,口腔高度约平操作者上臂自然下垂时肘关节位置,操作者位于仿头模6~9点位置。以改良握笔法握持手机,用中指或无名指以同侧侧切牙作为支点。

4. 窝洞预备

（1）洞形设计:假设龋损位于下颌尖牙颊面颈部 1/3,用铅笔在该部位画出肾形的Ⅴ类洞形。

（2）预备近远中洞壁:用高速手机裂钻从近中及远中设计好的外形线内侧进钻,至釉牙本质界下 0.5mm 左右,先形成近远中洞壁,近远中洞壁应在轴角以内,其牙釉质壁略向外敞开,洞深 1~1.5mm（图 1-18-1A）。

（3）扩展洞形:用倒锥钻或裂钻,自近远中沿外形线向中间扩展,形成肾形洞形。注意因颈部牙面呈弧面,备洞时需不断改变钻针方向,使钻针始终与牙面垂直,使洞底形成与牙体外形相适应且洞深一致（1~1.5mm）的弧面,龈壁位于龈缘上方 1mm 处,𬌗壁不超过颈部 1/3 处,龈壁和𬌗壁与洞底垂直。磨牙Ⅴ类洞为避让颊侧沟,侧壁中份可凹入,使之与牙体外形相适应,侧壁垂直于轴壁。

（4）修整洞形及预备倒凹或固位沟:用小倒锥钻修整洞形,使线角清晰。与其他洞形相比,Ⅴ类洞的固位力稍差,常常需在𬌗轴线角和龈轴线角作倒凹或固位沟,也可在 4 个点角处用球钻做倒凹,以 0.2mm 为宜（图 1-18-1B,示固位沟位置和深度）。备洞完成后形态如图所示（图 1-18-1C）。

【注意事项】

1. Ⅴ类洞不直接承受咬合力,备洞时以固位形和外形为重点。

2. 由于颈部的牙体组织较冠方薄,备洞时需注意洞底与牙面弧度保持一致,否则容易将洞底磨平,造成意外穿髓。

3. 考虑到美学性能和固位性,目前临床上颌前牙Ⅴ类洞的充填多采用牙色材料（复合树脂、玻璃离子水门汀等）进行粘接修复固位,但在后牙Ⅴ类洞,特别是可摘义齿的基牙修复中,由于银汞合金耐磨性好,具有较好的适用性。

【实验评分】

1. 操作者和仿头模体位,操作者支点。

2. 银汞合金修复Ⅴ类洞的窝洞预备要点,包括窝洞外形、近远中壁略外敞、弧形洞底、倒凹固位。

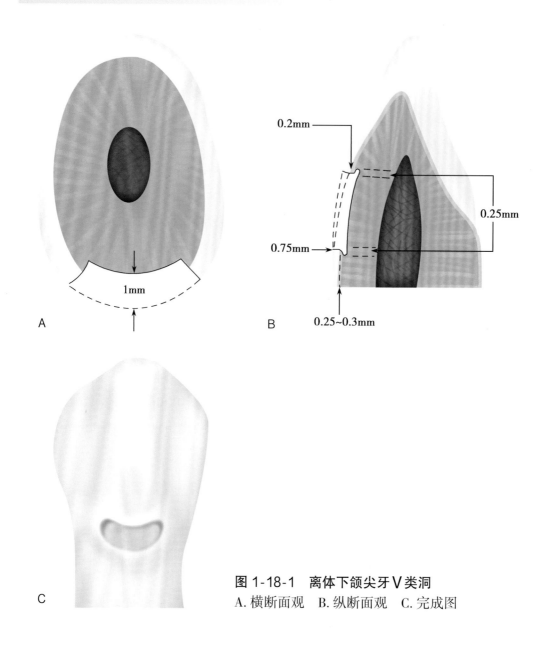

图 1-18-1　离体下颌尖牙Ⅴ类洞

A.横断面观　B.纵断面观　C.完成图

（王浩浩）

实验十九　离体牙Ⅱ类洞垫底和银汞合金充填术

【目的要求】

1. 掌握窝洞垫底技术。

2. 掌握银汞合金充填技术。

3. 熟悉垫底的临床意义和各种垫底材料及其使用方法。

4. 熟悉成形系统的使用方法。

5. 熟悉手用充填器械的使用方法。

【实验内容】

1. 离体牙Ⅱ类洞(以下颌第一磨牙近中邻𬌗面洞为例)氧化锌丁香油酚水门汀及磷酸锌水门汀双层垫底。

2. 邻面洞成形系统的使用。

3. 离体下颌第一磨牙近中邻𬌗面洞的银汞合金充填修复。

【实验用品】

仿真人头模系统、已备好洞形的下颌第一磨牙石膏灌注模型、检查盘、玻璃板、调拌刀、粘固剂充填器、磷酸锌粘固剂、氧化锌丁香油酚粘固剂、银汞合金胶囊、银汞搅拌器、银汞输送器、盛有过饱和盐水的棕色水瓶(高 20mm)、银汞雕刻器、银汞充填器、银汞除光器、成形片夹、成形片、楔子、棉球、纱团、咬合纸。

【方法步骤】

1. **操作前防护**　着白大褂,戴帽子、口罩、手套、面罩。由于汞有一定挥发性,注意防护及开窗通风。

2. **仿头模准备**　安放石膏模型。

3. **体位与支点**　使仿头模下颌牙𬌗平面与地面平行,口腔高度约平操作者上臂自然下垂时肘关节位置,操作者位于仿头模 6~9 点位置,用中指或无名指以同侧前磨牙作为支点。

4. **放置成形片和楔子**　选择合适的成形片安放于成形片夹上,将成形片夹固定在牙上,成形片在窝洞邻面放置超过龈壁,紧贴牙颈部,以代替缺失的洞壁(图 1-19-1)。用口镜检查牙颈部成形片与牙面密合情况,如有缝隙,选择合适的楔子插入邻间隙,直至成形片与牙面紧密贴合,探针检查无可探入缝隙为止。

5. **隔湿、窝洞消毒**　隔湿,用 2% 洗必泰或 75% 酒精进行窝洞消毒,吹干。

6. **氧化锌丁香油酚水门汀第一层垫底**

(1)材料特性:用作暂时封闭窝洞或深洞垫底,有安抚镇痛作用。当作为垫底材料使用时,因其强度不够,必须再用磷酸锌水门汀覆盖。

(2)调拌方法:取丁香油一滴、氧化锌粉一小勺并分为数份,用不锈钢调拌

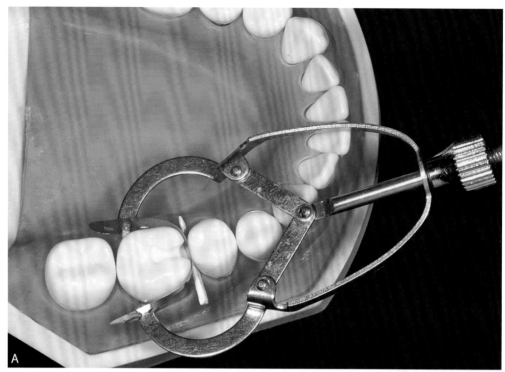

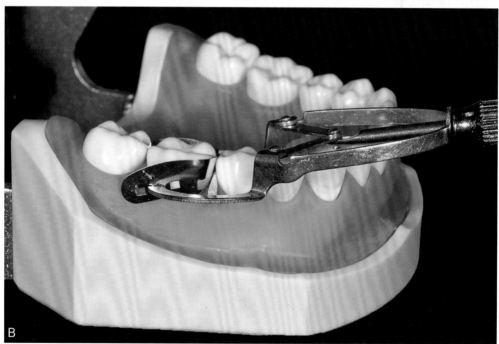

图 1-19-1　邻𬌗面洞邻面成形

A. 𬌗面观　B. 颊面观

刀在玻璃板上逐份将粉末均匀地旋转式调入液体中调和,直到可以成形的稠度。

（3）第一层垫底:垫底部位仅限于龁面髓壁和邻面轴壁。取适量材料置于髓壁,用粘固粉充填器轻轻推送平铺于髓壁及轴壁上,厚度约为 0.5mm。注意勿将材料残留在侧壁、洞缘或龈壁上。

7. 磷酸锌水门汀第二层垫底

（1）材料特性:磷酸锌水门汀不是永久性充填材料,其强度远不如银汞合金,其主要用于暂时性修复、乳牙修复、深洞垫底等。磷酸锌水门汀中的游离磷酸根对牙髓有刺激性,故在深洞垫底时需要先以氧化锌丁香油酚水门汀行第一层垫底,再以磷酸锌水门汀垫底,称为双层垫底。

（2）调拌方法:将粉末置于玻璃板上一端,并分为数份,按比例取适量液体放于玻璃板上另一端,用不锈钢调拌刀调拌。逐份将粉末调入液体中,平持调拌刀旋转式搅拌均匀,摊开,每份粉末调匀后,再加入一份搅拌之,调至面团状用于垫底,应在 1.5 分钟内完成调拌。

调拌注意事项:注意摊开散热,并防止空气进入;调拌时,若散热不够,固化时间缩短,则加入粉末减少,强度下降;若固化加速,以致粘固剂过稠,应弃去,切不可再加液体调拌;调拌过程中,勿使水份混入,以免固化加快;用后粉末、液体密封贮藏,避免液体蒸发或粉末潮解。

（3）第二层垫底:垫底部位仅限于龁面髓壁和邻面轴壁。用粘固剂充填器取材料适量,置于洞缘,再用平头压器端将材料轻推入髓壁及轴壁,推开压平,厚度约为 0.5mm。注意勿将材料残留在侧壁、洞缘或龈壁上,过多的水门汀可在凝固后用钻修整,垫底完成后的窝洞应符合备洞原则,底平壁直点线角清楚,洞底仍有 1.5~2mm 空间用以充填银汞合金(图 1-19-2)。

8. 银汞合金充填修复

（1）银汞合金调制:将银汞合金胶囊放入调拌器内,震荡调制。

（2）充填窝洞:用银汞合金输送器将调制好的银汞合金少量、分次送入窝洞内,每次厚度不超过 1mm,先充填邻面,再充填龁面。充填时先用细长的充填器压紧邻面龈壁,同时向邻牙加压以恢复接触区(图 1-19-3A),再用小号充填器向点线角及倒凹处加压充填,再换用较大的充填器将银汞合金逐层填压,直至充满窝洞,并略超出洞缘为止(图 1-19-3B)。充填时,应有支点,压力较大,以便于银汞合金与窝洞各处密合,同时挤出多余的汞。银汞合金从调制到充填完毕,应在 6~7 分钟内完成。充填满后,用雕刻器初步去除表面多余合金(图 1-19-4A),取下楔子和成形片夹,颊舌向轻轻拉动成形片,使其与充填体分离松动后,从龁面

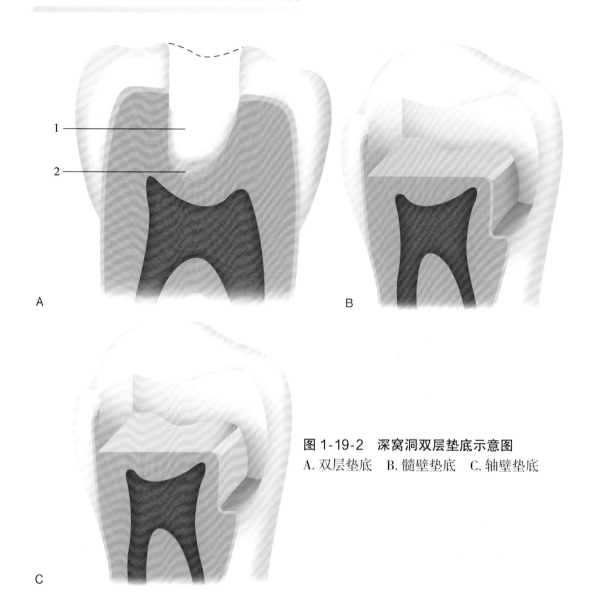

图 1-19-2　深窝洞双层垫底示意图
A. 双层垫底　　B. 髓壁垫底　　C. 轴壁垫底

取出成形片。取出成形片后,及时将充填体邻面边缘嵴部分向邻牙轻轻推压,以恢复取成形片时留下的小缝隙。

（3）雕刻成形:首先修整邻间隙,用探针大弯尖端分别从颊侧和舌侧邻间隙进入,轻轻去除龈缘悬突或菲边,注意不能触碰接触区;其次修整边缘嵴,注意应从边缘嵴向𬌗面中份雕刻,以防止邻面充填体的松脱;然后修整𬌗面,雕刻器尖端置于沟裂处,刀刃部分放在牙面上,部分放在充填体上,紧贴牙面,沿牙尖斜度,从牙面向充填体雕刻,以免形成充填体薄边、凹陷或成羽状边缘(图 1-19-4B)。

（4）调整咬合:用干棉球擦干充填体表面,让上下颌牙咬合,切勿重咬,充填体上出现的亮点为应去除的高点,用雕刻器去除,重复检查咬合,直至无高点为

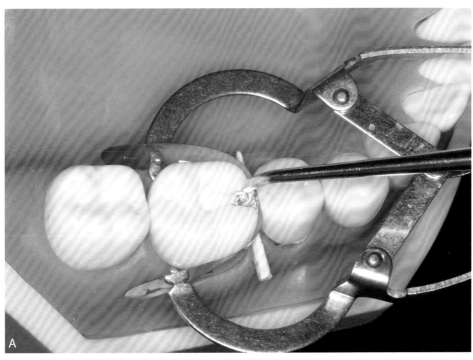

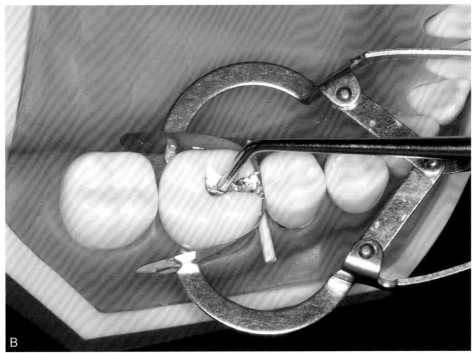

图 1-19-3　银汞合金充填方法示意图
A. 首先充填邻面　B. 其次殆面逐层填压

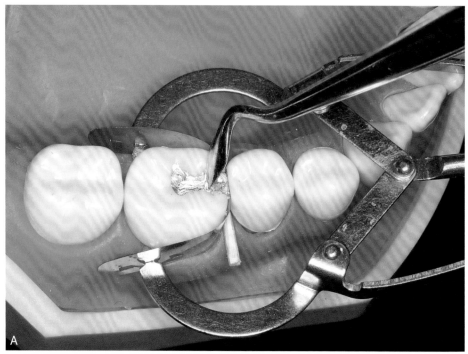

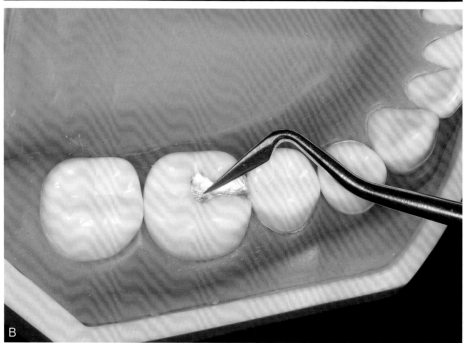

图 1-19-4　修整银汞合金充填体

A. 去除表面多余的合金　B. 雕刻出解剖外形

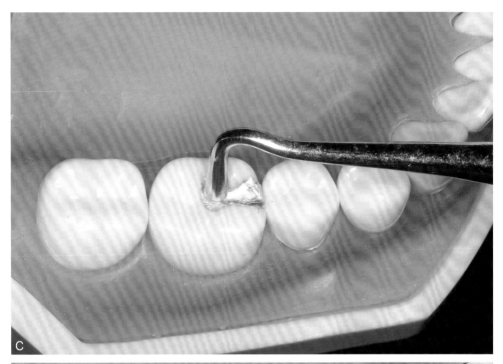

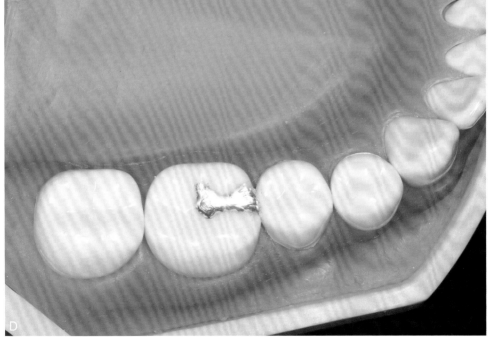

图 1-19-4(续)

C.用磨光器光滑　D.完成图

止,用抛光器光滑充填体表面(图 1-19-4C)。银汞合金的修整应在 15 分钟内完成,完成后如图所示(图 1-19-4D)。

（5）打磨抛光:24h 后待充填体完全硬固后方可打磨抛光。用火焰形修整钻分别从颊、舌侧邻间隙进入修整龈缘部,用修整钻沿充填体与牙体交界处研磨平整,用抛光条抛光接触区,用磨光钻进行各个面的抛光。

【注意事项】

1. 银汞合金为电和热的良导体,为了保护牙髓,中等深度以上的窝洞进行银汞合金充填前需要垫底。

2. 安放成形片确保窝洞边缘与成形片严密贴合后再进行后续操作,以避免形成台阶或悬突。

3. 氧化锌丁香油酚水门汀可用于银汞合金充填垫底,但不能用于树脂充填垫底,因其会影响树脂的聚合收缩;磷酸锌水门汀对牙髓有刺激性,不可直接用于深窝洞垫底,应行双层垫底。

4. 银汞合金充填需少量、分次送入窝洞内,切忌一次充填过多;完成充填后取出成形片时,动作需轻巧,避免破坏接触区与边缘嵴。

5. 检查充填体的咬合时,切勿重咬,重咬可能会使充填体破裂;正中和非正中咬合位均需检查,以免银汞合金硬固后出现咬合高点。

6. 充填后 24h 内勿用患牙咀嚼。

【实验评分】

1. 操作者和仿头模体位,操作者支点。
2. 垫底操作要点和垫底质量。
3. 成形系统安放要点。
4. 银汞合金充填修复过程,如充填顺序、雕刻手法、咬合调整、打磨抛光。

(王浩浩)

实验二十　离体下颌磨牙Ⅰ类洞复合树脂直接粘接修复术

【目的要求】

1. 掌握复合树脂粘接修复Ⅰ类洞窝洞预备要点。

2. 掌握自酸蚀粘接技术的使用步骤。

3. 熟悉Ⅰ类洞复合树脂充填修复步骤和方法。

4. 熟悉流动树脂垫底的操作方法。

5. 了解复合树脂充填雕刻器械的选择和使用方法。

【实验内容】

1. 离体下颌第一磨牙复合树脂修复拾面洞预备。

2. 离体下颌第一磨牙拾面洞的复合树脂的粘接和充填。

3. 各类钻针、树脂充填器械、修形抛光器械的使用。

【实验用品】

仿真人头模系统、牙列模型、高速手机、低速手机、检查盘、棉球、记号笔、各类钻针、树脂充填器及雕刻器械、自酸蚀粘接剂、复合树脂、比色板、小棉棒、光固化灯、修形抛光器械。

【方法步骤】

1. **操作前防护**　着白大褂,戴帽子、口罩、手套、面罩。

2. **仿头模准备**　安放牙列模型。

3. **体位与支点**　使仿头模下颌拾平面与地面平行,口腔高度约平操作者上臂自然下垂时肘关节位置,操作者位于仿头模6~9点位置。以改良握笔法握持手机,用中指或无名指以同侧前磨牙作为支点。

4. **比色与选色**　自然光下,用比色板作为参照确定树脂颜色。

5. **窝洞预备**

（1）洞形设计:模拟龋损位于拾面所有沟裂,深度至牙本质浅层,用黑色记号笔标记龋损位置（图1-20-1）。

（2）预备入路:使用高速手机,用裂钻从龋损部位钻入牙体组织,达到釉牙本质界下0.2~0.5mm,总体洞深1.5~2.0mm。

（3）扩展洞形:用高速或低速球钻沿牙本质面扩展,维持窝洞深度为2~2.5mm;沿龋损扩展,去净龋损;边界止于外形线,形成盒状洞形。

（4）修整洞形:用裂钻修整洞壁和洞底,使洞壁直而光滑,与洞底垂直;用高速或低速小球钻修整点角、线角,使之圆钝;修整洞缘为圆缓曲线,洞缘角为直角（图1-20-2）。

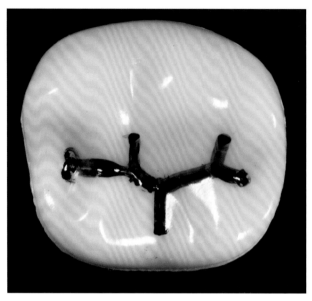

图 1-20-1 下颌第一磨牙殆面模拟龋损外形

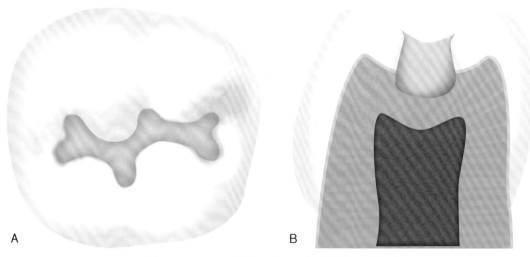

图 1-20-2 下颌第一磨牙殆面Ⅰ类洞洞外形

A.殆面观 B.纵断面观

6. **粘接** 以一步法自酸蚀粘接剂为例。用小毛刷蘸取粘接剂,在窝洞内反复涂布 20s;气枪轻吹,让溶剂挥发,并形成薄膜,光照固化 10s。

7. **充填树脂** 使用树脂充填器以分层、斜形堆塑方式进行充填。先用 1mm 左右的流动树脂垫底,光照固化 20s。再用膏体树脂行上部分层充填,并修整牙尖和点隙窝沟,光照固化 20s(图 1-20-3)。

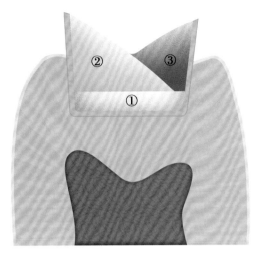

图 1-20-3　复合树脂分层充填斜向堆塑示意图

8. 修形及抛光　使用金刚砂针修整修复体,恢复牙体解剖外形,使用抛光刷、锥形抛光尖等抛光器械按照由粗到细的原则抛光修复体。

【注意事项】

1. 复合树脂修复的Ⅰ类洞应根据龋损大小和深度确定窝洞范围和深度,要求点线角圆钝、洞缘为直角;不必像银汞合金修复,必须做成底平壁直、点线角清晰的箱状洞形。

2. 粘接和树脂堆塑过程严禁污染,例如水、手指触摸、喷水中混油等。

3. 使用复合树脂和粘接剂时,应仔细阅读说明书,遵照说明书推荐的方法进行操作和保存。

4. 使用光固化灯应有支点,光源应尽可能靠近需要光照的树脂以达到充分固化;光固化时,须使用黄色避光镜片,避免直视灯光。

【实验评分】

1. 爱伤意识和无菌操作,操作者体位和仿头模位置,操作者支点。

2. 复合树脂修复Ⅰ类洞改良型的窝洞预备要点,如窝洞外形、深度、点线角等。

3. 充填修复过程,如粘接、树脂充填顺序、分层充填树脂厚度、光固化、调𬌗、抛光。

4. 充填、打磨、抛光器械的选择和使用。

（李继遥　张　敏）

实验二十一　离体下颌磨牙Ⅱ类洞复合树脂直接粘接修复术

【目的要求】

1. 掌握复合树脂粘接修复Ⅱ类洞传统型的预备要点。
2. 掌握自酸蚀粘接技术的操作步骤。
3. 熟悉分段式成形系统的使用方法。
4. 熟悉Ⅱ类洞复合树脂充填修复步骤和方法。
5. 了解充填雕刻器械和修形抛光器械的选择和使用。

【实验内容】

1. 离体下颌磨牙近中邻𬌗面洞传统型的预备。
2. 后牙分段式成形系统的使用。
3. 离体下颌磨牙近中邻𬌗面洞的复合树脂粘接修复。

【实验用品】

仿真人头模系统、牙列模型、高速手机、低速手机、检查盘、棉球、记号笔、各类钻针、分段式成形系统、充填及雕刻器械、自酸蚀粘接剂、小棉棒、复合树脂、比色板、光固化灯、修形抛光器械,手术刀柄及12号刀片。

【方法步骤】

1. **操作前防护**　着白大褂,戴帽子、口罩、手套、面罩。
2. **仿头模准备**　安放牙列模型。
3. **体位与支点**　使仿头模下颌𬌗平面与地面平行,口腔高度约平操作者上臂自然下垂时肘关节位置,操作者位于仿头模6~9点位置。以改良握笔法握持手机,用中指或无名指以同侧前磨牙作为支点。
4. **比色与选色**　自然光下,用比色板作为参照确定树脂颜色。
5. **窝洞预备**

（1）洞形设计:模拟龋损位于磨牙近中邻面及𬌗面近中点隙沟裂,累及近中边缘嵴,龋损深度至牙本质浅层,用黑色记号笔标记龋损位置(图1-21-1)。

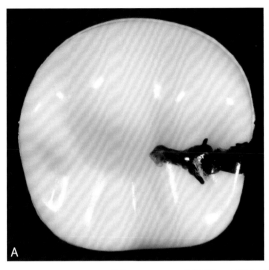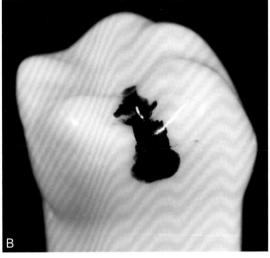

图 1-21-1 下颌第一磨牙𬌗面及近中邻面模拟龋损外形

A.𬌗面观　B.邻面观

（2）预备邻面洞：邻𬌗面洞的预备一般先预备邻面部分。①用高速手机裂钻在𬌗面近中边缘嵴中份钻入，磨除牙釉质达釉牙本质界；②用低速手机裂钻从釉牙本质界处向龈方逐步深入，保持钻针与近中邻面倾斜度一致，使垂直深度至少为3mm，龈壁宽0.5~1mm；③裂钻沿龈壁平面向颊、舌侧扩出接触区至龋损范围外，形成龈方略大于𬌗方的盒状洞形。

（3）预备𬌗面洞：①用高速手机裂钻从邻面釉牙本质界下0.2~0.5mm处，向𬌗面中央窝扩展，形成一长方形沟槽，使𬌗面洞深1.5~2mm；②在中央点隙颊舌向扩展长方形沟槽形成鸠尾，应避让近中颊、舌尖，注意鸠尾峡部不可过宽（约为邻面洞𬌗方开口的1/2，或颊舌两牙尖之间的宽度1/3~2/3），鸠尾峡部位置在轴髓线角内侧，髓壁与轴壁垂直形成阶梯而与龈壁平行，形成以龋损范围为基础的𬌗面洞形。

（4）修整洞形：用小球钻修整洞形点角、线角，使其圆钝；用裂钻修整邻面洞颊舌侧壁，使其向颊舌侧微敞，在侧壁牙釉质边缘处预备宽度约为0.5mm的45°短斜面；修整龈壁，使其与髓壁平行、与轴壁垂直；修整𬌗面洞，使侧壁与髓壁垂直，点、线角圆钝，洞缘为圆缓曲线，洞缘角为直角（图1-21-2）。

6. 放置成形片和楔子　选择大小合适的分段成形片，用镊子将成形片插入第一磨牙与第二前磨牙之间，插入楔子协助固定。用撑开钳将固位圈撑开，将固位圈放置就位，使固位臂位于颊舌外展隙，与成形片紧密接触。松开撑开钳，用器械将成形片从窝洞内向邻牙方向轻压，与邻牙的邻面紧密接触（图1-21-3）。

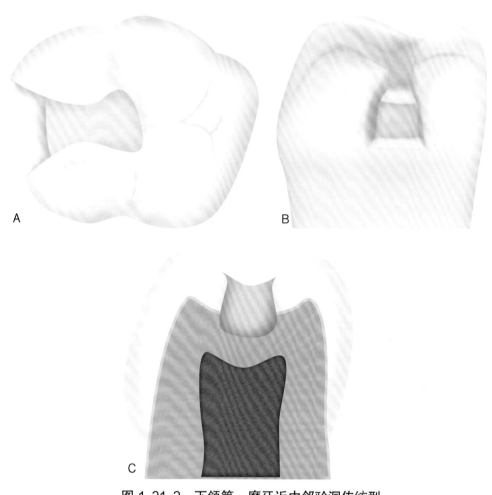

图 1-21-2 下颌第一磨牙近中邻𬌗洞传统型

A.𬌗面观 B.邻面观 C.纵断面观

7. **粘接** 以两步法自酸蚀粘接剂为例。

（1）涂布处理剂：用小棉棒将处理剂涂布于整个洞壁，静置 20s，用中等强度的气枪吹干。

（2）涂布粘接剂：用小棉棒将粘接剂轻涂在处理过的洞壁上，用气枪轻吹使之形成均匀薄膜，光固化 10s。

8. **充填树脂**

（1）充填邻面洞：使用树脂充填器在龈壁上填充第一层树脂，厚度不超过 1mm，从𬌗面进行光照固化；以斜向方式，逐层填充邻面壁，每层堆塑和固化深度厚度不超过 2mm，直到恢复到边缘嵴高度。

（2）充填𬌗面洞：使用树脂充填器以分层、斜形堆塑方式行𬌗面洞充填（参

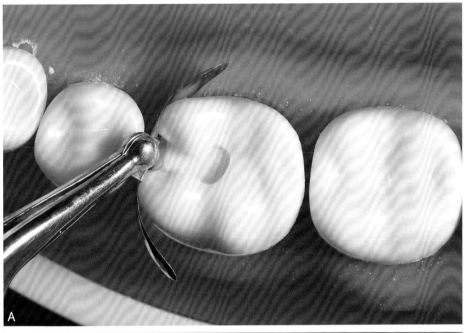

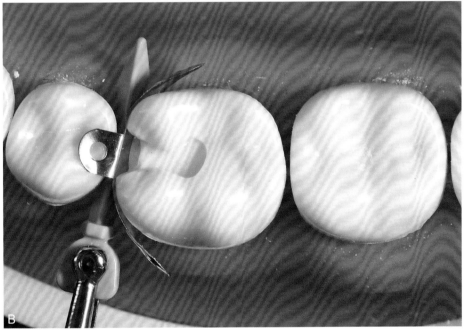

图 1-21-3　邻面成形
A. 放置成形片　B. 放置楔子

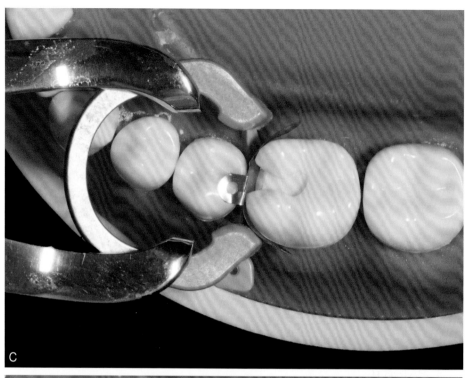

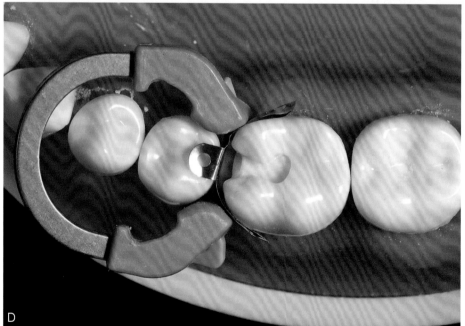

图 1-21-3(续)

C. 放置固位环 D. 邻面成形系统就位

照Ⅰ类洞充填方式),修整牙尖和点隙窝沟,每次堆塑、固化厚不超过2mm。

（3）取下固位环、成形片和楔子,分别从颊舌侧对修复体进行补充光固化各20s。

9. 修形及抛光　使用探针检查邻面多余材料或悬突,使用手术刀削除多余材料及菲边;使用火焰状金刚砂针修整修复体𬌗面外形,使用柱状金刚砂针修整邻面外展隙外形;使用抛光器械依照由粗到细的原则抛光修复体,𬌗面使用抛光刷、锥形抛光头等,邻面使用抛光条。

【注意事项】

1. 复合树脂修复Ⅱ类洞的传统型与银汞合金充填Ⅱ类洞相比,窝洞预备更加保守。窝洞外形强调以龋损为基础,不做预防性扩展;窝洞点线角圆钝,除𬌗面洞缘和龈壁外,可预备牙釉质斜面。

2. 预备邻面洞时应注意保护邻牙,可使用金属成形片放置在两牙间避免预备龈壁及颊舌侧壁时磨伤邻牙。

3. 安装成形片时应检查确保窝洞边缘与成形片严密贴合后方可进行后续操作,以避免形成台阶和悬突。

4. 粘接剂涂抹应严格参照使用说明,使之形成均匀薄膜,注意洞壁和点线角处均不要堆积粘接剂。

【实验评分】

1. 爱伤意识和无菌操作,操作者体位和仿头模位置,操作者支点。

2. 复合树脂修复Ⅱ类洞传统型的窝洞预备要点,包括窝洞外形、邻面洞、𬌗面洞。

3. 成形系统安放要点。

4. 充填修复过程,如粘接、充填顺序、分层充填树脂厚度、光固化、调𬌗、抛光。

5. 充填、打磨、抛光器械的选择和使用。

（李继遥　张　敏）

<h1>实验二十二　离体上颌中切牙Ⅲ类洞复合树脂
直接粘接修复术</h1>

【目的要求】

1. 掌握复合树脂粘接修复Ⅲ类洞斜面型的预备要点。
2. 掌握自酸蚀粘接技术的使用步骤。
3. 熟悉聚酯薄膜成形片的使用方法。
4. 熟悉Ⅲ类洞复合树脂充填修复步骤和方法。
5. 了解充填雕刻器械的选择和使用方法。

【实验内容】

1. 离体上颌中切牙近中邻面洞的预备。
2. 离体上颌中切牙近中邻面洞的复合树脂粘接充填。

【实验用品】

仿真人头模系统、牙列模型、高速手机、低速手机、检查盘、棉球、记号笔、各类车针、聚酯薄膜成形片、楔子、充填及雕刻器械、自酸蚀粘接剂、小棉棒、复合树脂、比色板、光固化灯、修形抛光器械,手术刀柄及 12 号刀片。

【方法步骤】

1. **操作前防护**　着白大褂,戴帽子、口罩、手套、面罩。
2. **仿头模准备**　安放牙列模型。
3. **体位与支点**　使仿头模上颌殆平面与地面成 90°,口腔高度约平操作者上臂自然下垂时肘关节位置,操作者位于仿头模 9~12 点位置。以改良握笔法握持手机,用中指或无名指以右侧尖牙或前磨牙作为支点。左手持口镜,放于上颌切牙舌侧,调节口镜角度,反映出上颌切牙舌面。
4. **比色与选色**　自然光下,用比色板作为参照确定树脂颜色。
5. **窝洞预备**
（1）洞形设计:上颌中切牙模拟龋损位于累及接触区的近中邻面,累及牙本质浅层,用记号笔标记出龋损范围(图 1-22-1)。

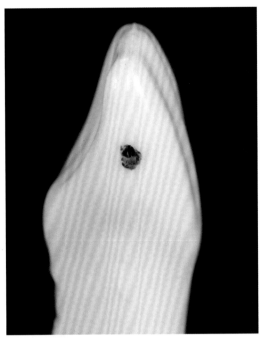

图 1-22-1　上颌中切牙近中邻面模拟龋损外形

（2）预备邻面洞：用高速手机裂钻从中切牙舌面近中边缘嵴内侧中份进入龋损区，到达釉牙本质界；换用小球钻，与舌面垂直向釉牙本质界的牙本质侧磨制邻面，形成切壁向舌方微聚，龈壁长于切壁，唇壁与唇面平行，洞深为 1~1.5mm 的四边形盒状洞（图 1-22-2）。

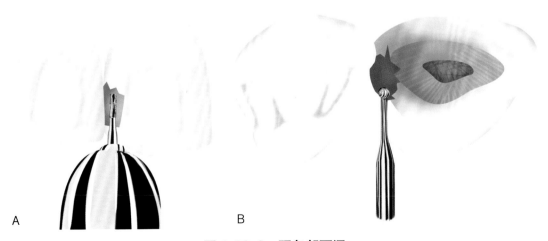

A

B

图 1-22-2　预备邻面洞
A. 进入龋损区　B. 去龋

（3）修整洞形：用裂钻修整洞形，使侧壁与髓壁垂直，线角圆钝；用金钢砂针在舌面洞缘、龈壁、切壁预备斜面，角度为45°，斜面宽度为0.25~0.5mm，注意保护邻牙（图1-22-3）。

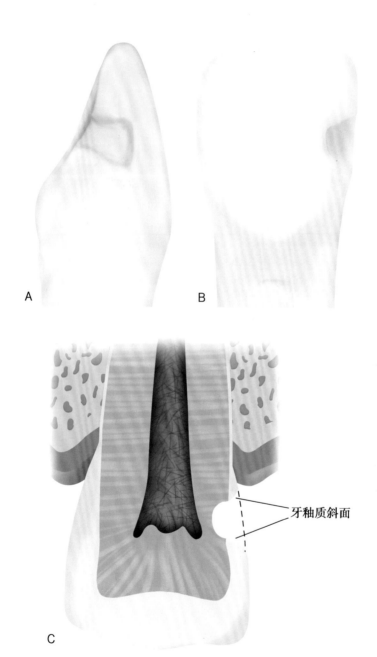

牙釉质斜面

图 1-22-3　上颌中切牙近中邻舌洞斜面型
A. 邻面观　B. 舌面观　C. 冠状断面观

6. 放置成形片　将透明聚酯成形片预弯与牙邻面弧度一致,插入两牙之间的邻面,成形片应至少超过窝洞龈方和切方各 1mm。用镊子将楔子从邻面窝洞的龈缘唇侧插入,固定成形片,使之贴紧洞缘。

7. 粘接　以一步法自酸蚀粘接剂为例。用小棉棒蘸取粘接剂在窝洞内反复涂布 20s;气枪轻吹,让溶剂挥发,并形成薄膜;光照固化 10s。

8. 充填树脂　使用树脂充填器从舌侧分层充填树脂,每层充填厚度为1~2mm,最后一层以示指压住成形片推向中切牙远中使舌侧树脂成形,光照固化20s;取下成形片和楔子。

9. 修形及抛光　使用探针和牙线检查邻面多余材料和悬突,使用手术刀片从龈方向切方削除多余材料;使用金刚砂针修整修复体舌面外形,恢复牙体解剖外形。使用抛光碟抛光邻面颊舌外展隙和舌面;使用抛光条抛光邻面。

【注意事项】

1. 复合树脂修复Ⅲ类洞斜面型与银汞合金充填Ⅲ类洞相比,窝洞预备更加保守。窝洞外形强调以龋损为基础,不做预防性扩展;窝洞点线角圆钝,预备牙釉质斜面。

2. 预备邻面洞时应注意保护邻牙,可使用金属成形片放置在两牙间避免磨伤邻牙。

3. 透明聚酯成形片透光,可在成形的同时光照固化树脂。成形片放置后检查龈壁、切壁及唇壁洞缘与之是否贴合,避免充填后形成悬突。

【实验评分】

1. 爱伤意识和无菌操作,操作者体位和仿头模位置,操作者支点。

2. 复合树脂修复Ⅲ类洞的窝洞预备要点,包括洞形设计、洞缘形态预备及邻牙完整性等。

3. 充填修复过程,如粘接、透明聚酯成形片的使用、充填顺序、分层充填树脂厚度、光固化、修形、抛光等。

(李继遥　张　敏)

实验二十三　离体上颌中切牙Ⅳ类洞复合树脂直接粘接修复术

【目的要求】

1. 掌握复合树脂粘接修复Ⅳ类洞斜面型的预备要点,Ⅳ类洞的外形和固位形设计及预备方法。
2. 掌握全酸蚀-冲洗粘接技术的使用步骤。
3. 熟悉Ⅳ类洞导板技术复合树脂分层充填修复步骤。
4. 了解树脂充填雕刻器械的选择和使用方法。

【实验内容】

1. 复合树脂分层充填导板的制作。
2. 离体上颌中切牙Ⅳ类洞的预备。
3. 离体上颌中切牙Ⅳ类洞的复合树脂分层充填。

【实验用品】

仿真人头模系统、牙列模型、硅橡胶、高速手机、低速手机、检查盘、棉球、各类车针、聚酯薄膜成形片、金属成形片、楔子、充填及雕刻器械、37% 磷酸凝胶、全酸蚀粘接剂、小棉棒、复合树脂(牙本质色及牙釉质色)、比色板、光固化灯、修形抛光器械,手术刀柄及 12 号刀片。

【方法步骤】

1. **操作前防护**　着白大褂,戴帽子、口罩、手套、面罩。
2. **仿头模准备**　安放牙列模型。
3. **体位与支点**　使仿头模上颌𬌗平面与地面成 90°,口腔高度约平操作者上臂自然下垂时肘关节位置,操作者位于仿头模 9~12 点位置。以改良握笔法握持手机,用中指或无名指以右侧尖牙或前磨牙作为支点。左手持口镜,放于上颌切牙舌侧,调节口镜角度,反映出上颌切牙舌面。
4. **比色与选色**　自然光下,用比色板作为参照确定树脂颜色。
5. **间接法导板制作**　使用硅橡胶印模材料制取仿真人头模上颌前牙腭侧印模,修整印模作为硅橡胶腭侧导板(图 1-23-1)。

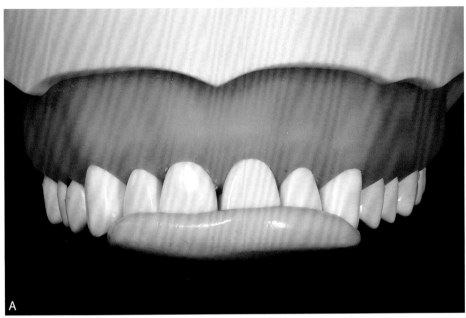

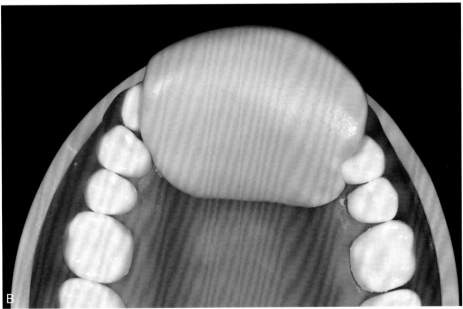

图 1-23-1　制作硅橡胶舌侧导板
A. 硅橡胶塑形唇面观　B. 硅橡胶塑形舌面观

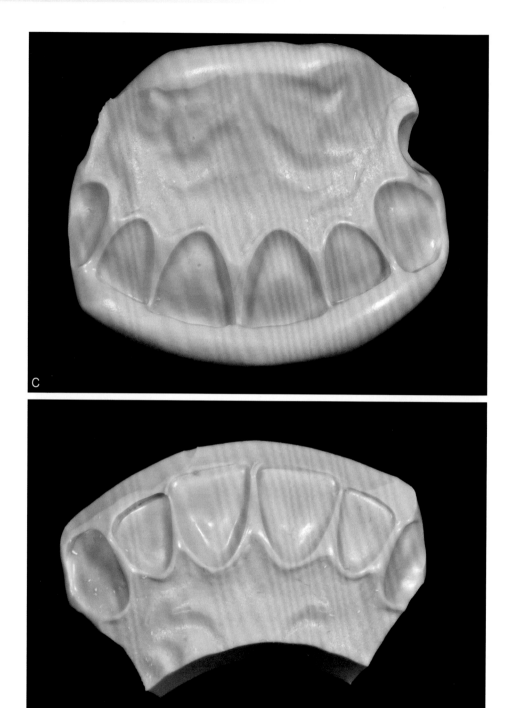

图 1-23-1(续)

C. 导板成形　D. 修整后导板

6. 窝洞预备

（1）预备洞形：用锥形金刚砂针磨除上颌中切牙远中切角，磨除切角宽度约为切缘 1/2，高度约为冠长 1/2，预备牙体缺损模型。

（2）预备斜面：用蓝标火焰金刚砂针在缺损牙釉质边缘预备 45°斜面，唇面斜面宽约 1mm，舌侧斜面宽度约 0.5mm（图 1-23-2）。

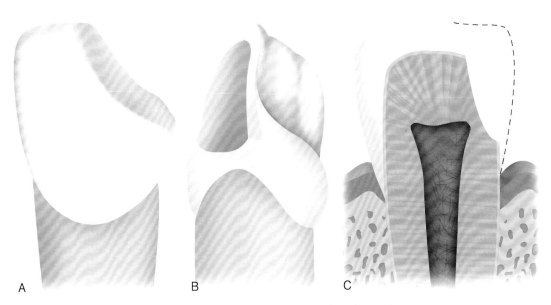

图 1-23-2　上颌中切牙Ⅳ类洞斜面型
A.唇面观　B.邻面观　C.冠状断面观

7. 粘接　使用酸蚀-冲洗粘接系统。

（1）选择性酸蚀：将磷酸凝胶涂布于洞缘的牙釉质斜面，静置 15s，将磷酸涂布于牙本质面，静置 15s，使用水气冲洗 30s，去净磷酸，用中等强度的气枪吹干，可见酸蚀区域呈白垩色。

（2）涂布粘接剂：用小棉棒将粘接剂涂抹在处理过的洞壁上，用气枪轻吹使之形成均匀薄膜，唇舌侧各光照 20s。

8. 充填树脂（图 1-23-3）

（1）制作舌侧背板：在硅橡胶导板内舌侧注入流动树脂或牙釉质色树脂，将导板于口内就位，确认树脂与舌侧洞缘密合，若不密合可使用充填器压实，光照 20s 固化。移开硅橡胶导板，形成树脂舌侧背板。

（2）堆塑邻面：用金属成形片分开上颌中切牙和侧切牙之间的间隙，插入聚酯薄膜于间隙中。用楔子于聚酯薄膜远中插入固定，使聚酯薄膜与中切牙远

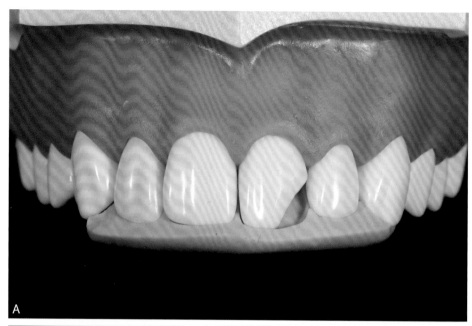

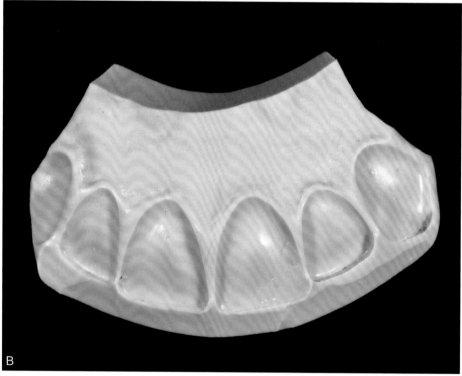

图 1-23-3　上颌中切牙Ⅳ类洞充填流程图

A.试戴导板　B.在导板上放置树脂

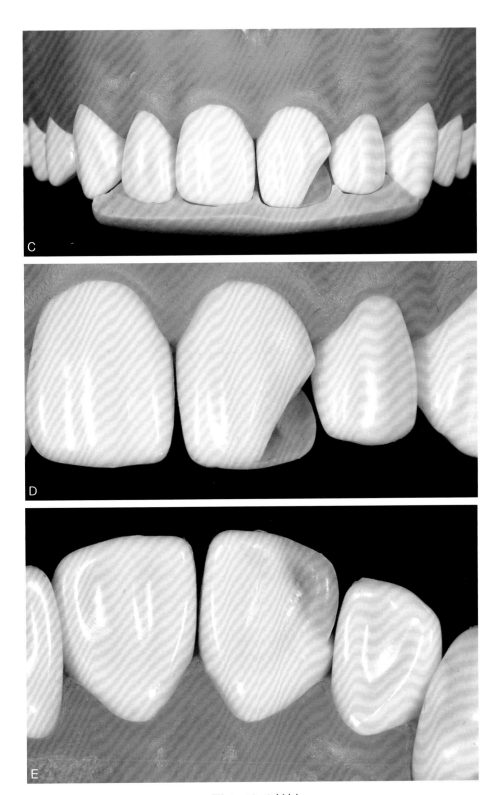

图 1-23-3（续）
C.导板就位　D.舌侧背板完成　E.舌侧背板舌面观

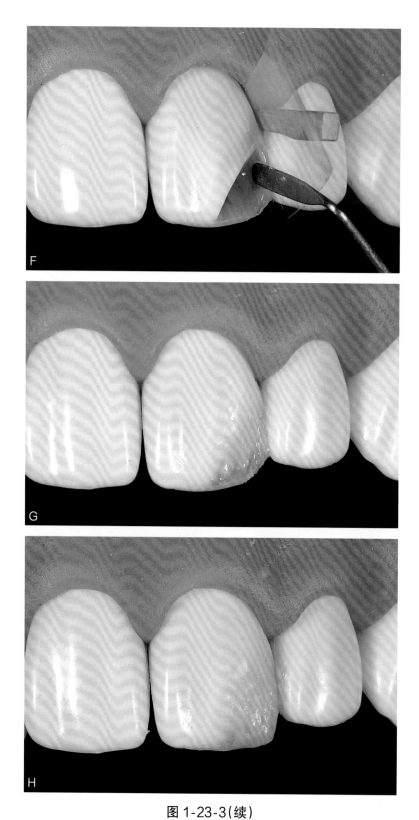

图 1-23-3(续)
F. 邻面成形及堆塑　　G. 牙本质层堆塑　　H. 堆塑完成

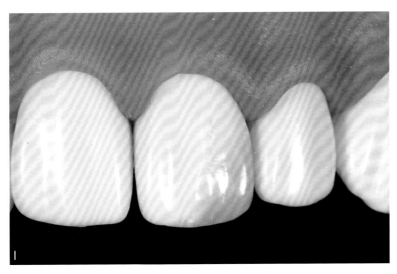

图 1-23-3(续)
I. 修形抛光完成

中龈壁贴合。用牙釉质色树脂,完成邻面牙体的堆塑,光固化 20s 后,取下聚酯薄膜。

（3）堆塑牙本质核:取适量牙本质色树脂,在舌侧背板上堆塑牙本质核,为唇面牙釉质层预留 0.5mm 厚度;同时牙本质色盖过唇面斜面的 1/2,彻底固化。

（4）堆塑牙釉质层:取适量牙釉质色树脂,堆塑牙体外形,注意在堆塑中明确远中切角、远中棱线等重要解剖结构的位置和形状。

9. 修形及抛光　用金刚砂针修整唇面和切缘外形,远中切角为钝角,用火焰状金刚砂针修整舌面外形。用抛光刷、锥形抛光尖等器械依照由粗到细的原则抛光修复体。

【注意事项】

1. 复合树脂修复Ⅳ类洞的要点在于牙釉质斜面的预备,唇面牙釉质斜面的宽度由缺损大小决定,缺损大的情况下可适当延长斜面。

2. 用酸蚀-冲洗粘接系统粘接活髓牙时,牙釉质酸蚀时间应长于牙本质,以在保证牙釉质粘接的同时,不过度酸蚀牙本质,保护胶原纤维网,利于牙本质粘接,保护牙髓。

3. 临床操作中,通常在口内或口外对缺损切角恢复外形后,进行导板制作。本实验中在窝洞预备前牙体完整,假设此时模型为已完成初步外形恢复的牙体。

【实验评分】

1. 爱伤意识和无菌操作,操作者体位和仿头模位置,操作者支点。
2. Ⅳ类洞的预备要点,特别是牙釉质斜面的预备。
3. 充填修复过程,如导板制作、粘接、分层充填、光固化、修形、抛光等。

(李继遥　张　敏)

实验二十四　离体上颌前磨牙Ⅴ类洞复合树脂直接粘接修复术

【目的要求】

1. 掌握复合树脂粘接修复Ⅴ类洞的预备要点,Ⅴ类洞的外形和固位型设计及预备方法。
2. 掌握选择性酸蚀的操作步骤。
3. 熟悉Ⅴ类洞流动树脂充填步骤和方法。

【实验内容】

1. 离体上颌前磨牙Ⅴ类洞斜面型的预备。
2. 离体上颌前磨牙Ⅴ类洞的流动树脂充填。

【实验用品】

仿真人头模系统、牙列模型、高速手机、低速手机、检查盘、棉球、各类车针、37%磷酸凝胶、自酸蚀粘接剂、小棉棒、流动树脂、比色板、光固化灯、修形抛光器械。

【方法步骤】

1. **操作前防护**　着白大褂,戴帽子、口罩、手套、面罩。
2. **仿头模准备**　安放牙列模型。
3. **体位与支点**　使仿头模上颌与地面成90°,口腔高度约平操作者上臂自然下垂时肘关节位置,操作者位于仿头模6~9点位置。以改良握笔法握持手机,用中指或无名指以同侧尖牙作为支点。
4. **比色与选色**　自然光下,用比色板作为参照确定树脂颜色。

5. 窝洞预备

（1）洞形设计：上颌前磨牙模拟龋损位于唇侧牙颈部，累及牙颈部牙釉质及少量牙骨质，用记号笔标记龋损范围（图 1-24-1）。

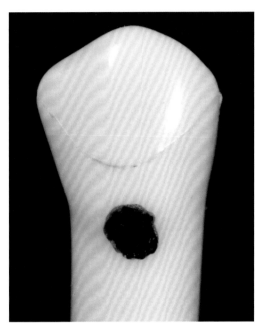

图 1-24-1　上颌前磨牙颈部模拟龋损外形

（2）预备近远中洞壁：用高速手机裂钻从近中及远中设计好的外形线内侧进钻，至釉牙本质界下 0.5mm 左右，先形成近远中洞壁，近远中洞壁应在轴角以内，其牙釉质壁略向外敞开，洞深 1~1.5mm。

（3）扩展洞形：用高速手机裂钻自近远中沿外形线向中间扩展，形成肾形洞形。因颈部牙面呈弧面，备洞时需不断改变钻针方向，使钻针始终与牙面垂直，使洞底形成于牙体外形相适应且洞深一致（1~1.5mm）的弧面，龈壁位于龈缘下方 1mm 处，龈壁与洞底垂直。

（4）修整洞形：用小球钻修整洞形，使线角圆钝。使用锥形蓝标金刚砂针在殆轴线角预备牙釉质斜面（图 1-24-2）。

6. 粘接　以一步法自酸蚀粘接剂为例。

用小棉棒蘸取粘接剂，在窝洞内反复涂布 20s；气枪轻吹，让溶剂挥发，形成薄膜；光照固化 10s。

7. 充填树脂　注射流动树脂于窝洞底部，用探针轻轻勾动使之均匀分布，

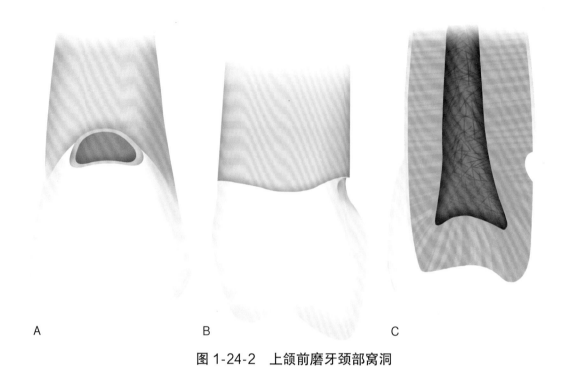

A　　　　　　　　　　　　B　　　　　　　　　　　　C

图 1-24-2　上颌前磨牙颈部窝洞
A. 颊面观　B. 邻面观　C. 纵断面观

厚度约 0.5mm, 光固化 20s; 再次注射流动树脂于窝洞内, 堆塑牙颈部外形, 用探针勾动树脂, 使修复体外形尽量与牙体颈部外形轮廓一致。

8. 修形及抛光　用蓝标锥形金刚砂针修整唇面外形, 调磨龈壁悬突。使用抛光刷、锥形抛光尖等抛光器械由粗到细抛光修复体。

【注意事项】

1. 复合树脂修复 V 类洞, 应以龋损为基础设计外形, 点线角圆钝, 可预备牙釉质斜面; 当龈壁位于颈缘下根面时, 可辅助预备固位沟。

2. 为了加深对 V 类洞的理解, 本实验在洞形设计和预备时参照了银汞合金修复窝洞洞深及洞形特点, 而在实际运用中由于粘接固位的引入, 窝洞预备更加保守, 不刻意强调底平壁直。

【实验评分】

1. 爱伤意识和无菌操作, 操作者体位和仿头模位置, 操作者支点。

2. V 类洞的预备要点, 包括窝洞外形、近远中壁略外敞、弧形洞底、牙釉质斜面等。

3. 充填修复过程,如涂抹粘接剂、充填流动树脂、光固化、修形抛光等。

(李继遥　张　敏)

实验二十五　牙髓疾病诊疗常用器械的认识

【目的要求】

1. 掌握牙髓疾病诊疗常用器械的名称、结构和用途。
2. 熟悉牙髓疾病诊疗常用器械的使用方法。

【实验内容】

1. 学习牙髓疾病诊疗常用器械的名称、结构及用途。
2. 练习各类器械的使用方法。

【实验用品】

各类钻针、根管探查器械、拔髓器械、根管预备器械、根管长度测量器械、根管冲洗器械、根管充填器械。

【方法步骤】

1. 开髓器械

（1）裂钻:钻针工作端为平头圆柱状或箭头锥柱状(图1-25-1),用于开扩、加深洞形及穿通牙釉质和牙本质进入髓腔。

（2）球钻:工作端为有多刃缘的球体(图1-25-1),用于去除龋损牙本质,加深洞形和去除髓室顶。

2. 根管探查器械

根管口探针:由两个弯曲角度不同的工作端组成,尖端细而尖锐,用于探查根管口(图1-25-2)。

3. 根管预备器械

（1）拔髓针:也称倒钩髓针,是在细金属丝上刻出倒刺而成,具有一定的锥度,主要用于拔除根管内牙髓或去除遗留在根管内的棉捻和纸捻(图1-25-3)。

（2）根管切削器械

1）手用不锈钢器械

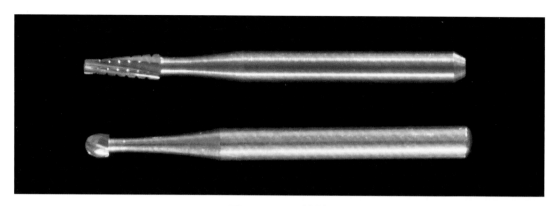

图 1-25-1　钻针

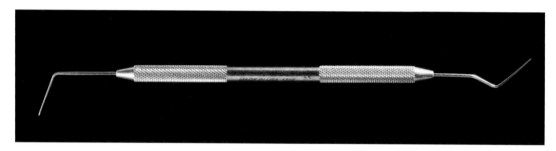

图 1-25-2　根管口探针 DG16

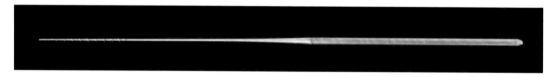

图 1-25-3　拔髓针

　　K 型扩孔钻：简称扩孔钻，刃部螺纹较稀疏，螺旋密度为 0.5~1mm/ 圈，螺旋角为 10°~30°。器械在根管内顺时针方向转动切削根管壁的牙本质。

　　K 型扩孔锉：简称 K 锉，刃部螺纹较 K 型扩孔钻密，螺旋密度为 1.5~2.5mm/ 圈，螺旋角为 25°~40°（图 1-25-4）。旋转提拉 K 锉可切削根管壁的牙本质。

　　H 型器械：主要指 H 锉，是在圆锥体金属丝上机械磨削出一条螺旋形切槽而成。横断面为逗点状，螺旋角为 60°~65°（图 1-25-5）。H 锉切刃与根管壁接近垂直，提拉动作可切削根管壁牙本质，用于根管中上段部较直部分的预备。

　　K-Flex 锉：横断面为菱形，切刃较 K 锉锋利。

　　C 先锋锉：刃部尖端 3mm 较 K 锉更硬，利于疏通钙化根管和根管再治疗。

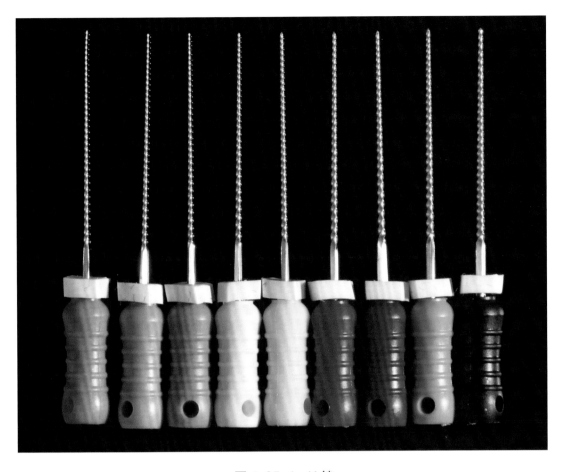

图 1-25-4　K 锉

C+ 锉：刃部尖端的锥度较 K 锉大，中上段锥度较 K 锉小（图 1-25-6），利于疏通钙化和细小根管。

Profinder 锉：由 10 号、13 号和 17 号 3 支不锈钢器械组成，且锥度小于 0.02，用于探查和疏通细小根管。

2）机用不锈钢器械

G 钻：尖端为火焰状头部，杆部细长。主要用于敞开根管口和预备根管的直线部分（图 1-25-7）。

长颈球钻：尖端为球形，杆部细长光滑。主要用于寻找变异和重度钙化的根管口，常结合手术显微镜使用。

P 钻：刃部锐利，较硬，易致根管侧穿。主要用于取出根管内充填材料和预备桩道。

3）手用镍钛器械：手用镍钛器械的设计与不锈钢器械相似，但其柔韧性要

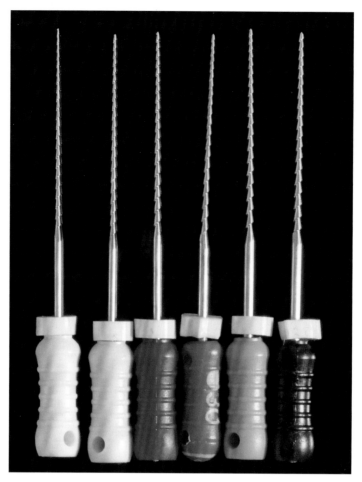

图 1-25-5　H 锉

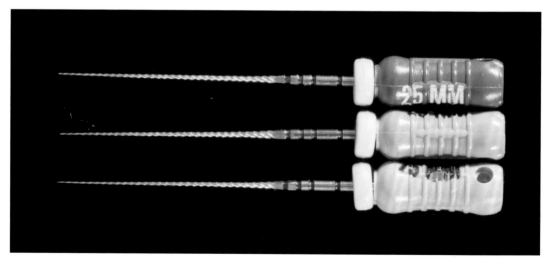

图 1-25-6　C+ 锉

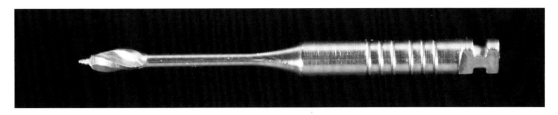

图 1-25-7　G 钻

明显优于不锈钢器械。如 Ultra-Flex K 锉、NiTiflex K 锉、Ultra-Flex H 锉、Naviflex H 锉等。

4）机用镍钛器械

ProTaper：ProTaper 刃部为多样变化的锥度设计，横断面为凸三角形。由 3 支成形锉（shaping files）SX、S1、S2 和 3 支完成锉（finishing files）F1、F2、F3 组成。SX 用于敞开和成形根管口；S1、S2 用于初步成形根管口和根管中上段。F1、F2 和 F3 尖端直径分别为 0.2mm、0.25mm、0.3mm，尖端锥度分别为 0.07、0.08 和 0.09，用于根管最后的成形（图 1-25-8）。

K3：K3 刃部是不对称的三凹槽横断面设计；轻度的正角切刃，螺距由尖端向柄部逐渐增加。有 6 种不同的锥度，从 0.02 到 0.12。0.08、0.10、0.12 锥度的尖端

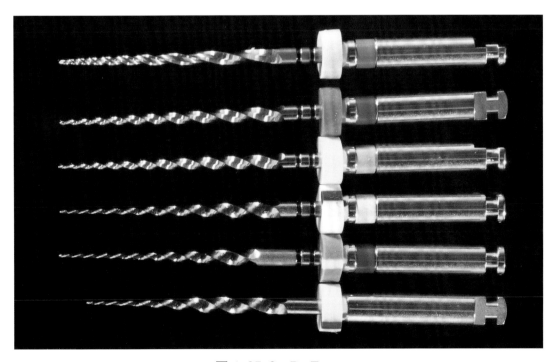

图 1-25-8　ProTaper

直径为0.25mm,用于预备根管中上段;0.02、0.04、0.06锥度的尖端直径大小不同,用于预备中下段根管(图1-25-9)。

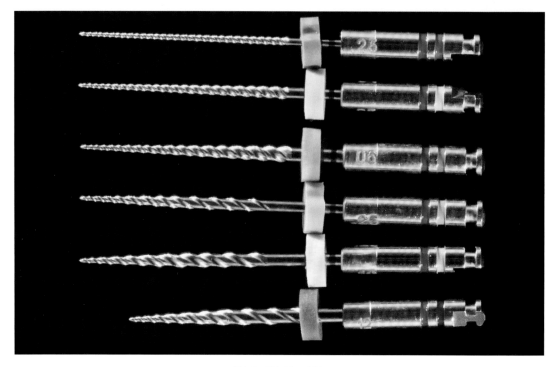

图1-25-9 K3

Mtwo:刃部横截面设计是具有两个切刃的斜体S形,轻度的正角切刃,基本器械由4支器械组成,包括10号0.04锥度、15号0.05锥度、20号0.06锥度和25号0.06锥度。其中10号0.04锥度和15号0.05锥度小号器械的螺距和螺旋角基本相同,较大器械的螺距和螺旋角由尖端向柄部逐渐增加(图1-25-10)。

WaveOne和Reciproc:WaveOne(图1-25-11)和Reciproc具有许多相似之处:采用M丝制作、往复运动、单支锉成形及单次使用。WaveOne小锉尖端直径0.21mm,锥度0.06,用于预备细小根管;主锉尖端直径0.25mm。锥度0.08,用于预备大多数普通根管;大锉尖端直径0.40mm,锥度0.08,用于预备粗大根管。主锉和大锉刃部3mm以后的锥度逐渐变小。WaveOne为反向螺纹设计,刃部前8mm横断面设计是变形的凸三角形,后8mm为凸三角形。

(3)根管长度测量器械

1)根管长度测量尺:可由塑料或金属制作。刻度间隔为1mm,精确度为0.5mm,用于测量根管锉、牙胶尖等的工作长度(图1-25-12)。

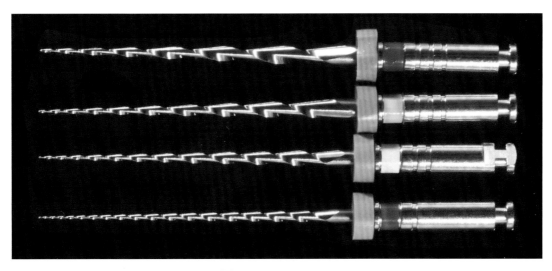

图 1-25-10　Mtwo

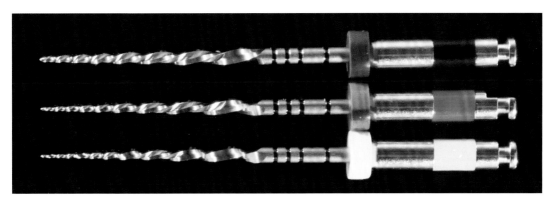

图 1-25-11　WaveOne

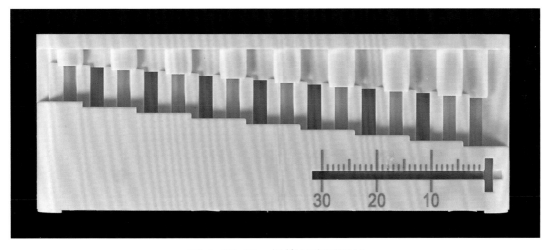

图 1-25-12　根管长度测量尺

2）牙胶直径测量尺：用于测量牙胶尖的尖端直径（图 1-25-13 ）。

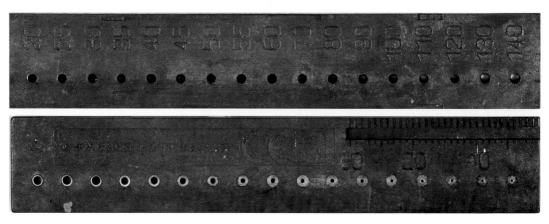

图 1-25-13　根尖直径测量尺

（4）根管冲洗器械

1）冲洗用注射器及针头：侧方开口的根管冲洗专用针头，利于冲洗液在根管内回流，且不压出根尖孔（图 1-25-14 ）。

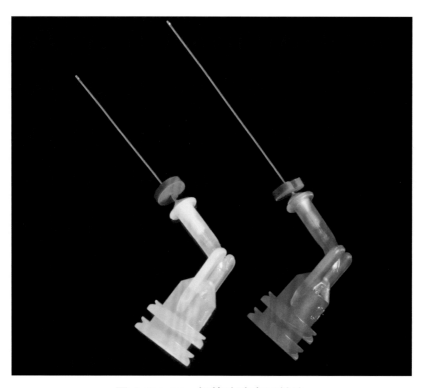

图 1-25-14　根管冲洗专用针头

2）超声治疗仪（图 1-25-15）：超声治疗仪的多种工作尖可分别用于根管冲洗、根管预备、去除根管内异物及牙周洁治等。根管超声冲洗工作尖的刃部与 K 锉相似，柔软无切削作用。其根管冲洗效果明显好于注射器冲洗。

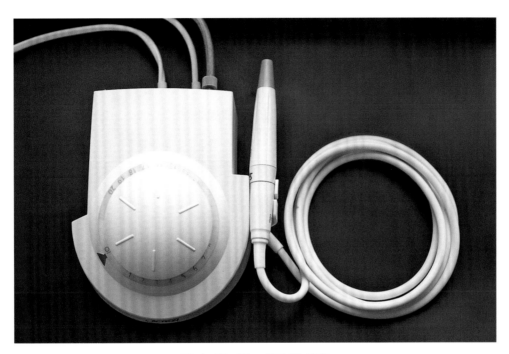

图 1-25-15 超声治疗仪

4. 根管充填器械

（1）根管充填加压器：侧压器工作端末端尖锐似针状（图 1-25-16），用于侧方加压根管充填技术中向根管的侧壁挤压牙胶尖。垂直加压器的末端为平面（图 1-25-17），用于热垂直加压根管充填技术中向根尖方向压紧牙胶。

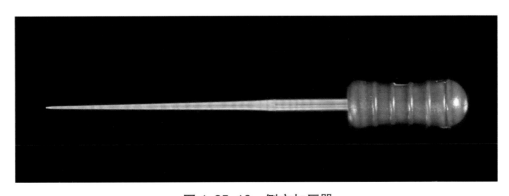

图 1-25-16 侧方加压器

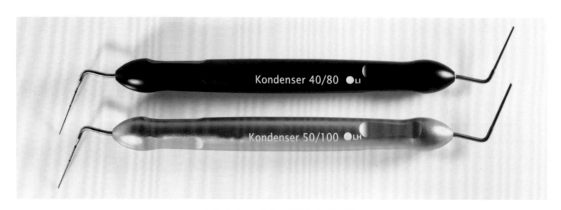

图 1-25-17　垂直加压器

（2）垂直加压加热器：工作端为根管充填加压器，可控制工作端的温度，可以加热加压牙胶尖（图 1-25-18）。

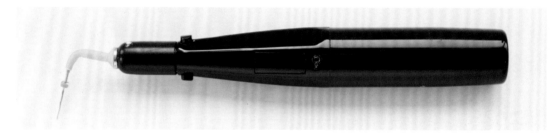

图 1-25-18　垂直加压加热器

【注意事项】

注意辨认各类工作端的特点，以及结构与用途的联系。

【实验评分】

牙髓疾病诊疗常用器械的名称、主要用途。

（万　冕）

实验二十六　牙髓活力测验

【目的要求】

1. 掌握牙髓活力温度测验的方法、结果记录和判读。

2. 掌握牙髓活力电测验的方法、结果记录和判读。

【实验内容】

1. 学习牙髓活力温度测验的方法、结果记录和判读。
2. 学习牙髓活力电测验的方法、结果记录和判读。

【实验用品】

冷测刺激源：冰条、二氧化碳干冰、氯乙烷等；热刺激源：热牙胶棒或加热的金属器械；牙髓电活力测验仪（图1-26-1）。

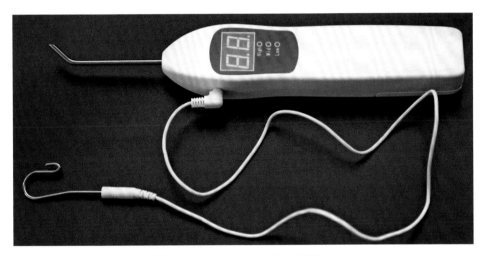

图1-26-1　牙髓电活力测验仪

【方法步骤】

1. 牙髓活力温度测验

（1）冷测法：是根据患者对牙遇冷刺激的反应来判断牙髓状态的方法。

1）向患者说明检查的方法及可能的反应。

2）隔湿，先测同名对照牙或邻牙，再测可疑患牙。

3）将小冰棒置于被测牙的唇（颊）面或舌面的颈1/3或中1/3处，观察判断患者的反应。

（2）热测法：是根据患者对牙遇热刺激的反应来判断牙髓状态的方法。

1）向患者说明检查的方法及可能的反应。

2）隔湿，牙面保持湿润。

3）将牙胶棒的一端用携热器加热但不使其冒烟,此时温度为65℃左右。

4）将加热的牙胶置于待测牙的唇(颊)面颈1/3或中1/3处,观察患者的反应。

(3) 牙髓活力温度测验结果的记录和判读。

1）正常:被测牙反应同正常对照牙,表示牙髓正常。

2）敏感:被测牙与正常对照牙相比,出现一过性疼痛反应,刺激去除后疼痛立即消失,提示牙髓可能处于充血状态。温度刺激引发明显疼痛,刺激去除后仍持续数秒钟,提示牙髓处于不可复性的炎症状态。温度刺激引起剧烈疼痛,提示牙髓炎症处于急性期。如被测牙对热刺激极敏感,冷刺激缓解疼痛,提示牙髓炎症可能处于急性化脓期。

3）迟钝:被测牙对温度刺激的反应比正常对照牙慢且轻微,提示牙髓有慢性炎症、牙髓变性或牙髓部分坏死。

4）无反应:被测牙对温度刺激不产生反应,提示牙髓可能坏死或牙髓变性。

2. 牙髓活力电测验

(1) 牙髓活力电测验是通过测试牙髓神经对不同强度电流的耐受程度进行牙髓状态判断的方法,主要用于判断牙髓是死髓还是活髓。

(2) 测验前先向患者说明测验的目的,并嘱咐患者当出现"麻刺感"时,即抬手示意。

(3) 隔湿待测牙,吹干牙面,在牙髓电活力测验仪的检测探头上涂一层导电剂(如牙膏)作为电流导体。

(4) 在测试患牙前,需先测试对侧同名或相邻正常牙作为对照。每颗牙需测2~3次,取平均读数作为结果。

(5) 将探头工作端放于牙唇(颊)面颈1/3或中1/3处,当患者示意有"麻刺感"时,将工作端撤离牙面并记录读数。

(6) 结果记录和判读:被测牙存在反应,提示牙髓有活力;被测牙无反应,提示牙髓已坏死。

【 **注意事项** 】

1. 进行牙髓活力测验,需先测试正常牙作为对照,再测试患牙。

2. 牙髓活力温度测验结果是可疑患牙与正常对照牙比较的结果,不能用(＋)、(－)表示。

3. 进行冷测法时,因冷水可靠性较差,一般不推荐使用。

4. 牙髓活力电测验结果以"有反应"或"无反应"表示,绝对数值无明确意义。

5. 安装心脏起搏器的患者不能进行牙髓活力电测验。

6. 牙髓活力电测验可能出现假阳性或假阴性。假阳性:探头或电极接触了大面积金属修复体或牙龈,使电流流向了牙周组织;未充分隔湿或干燥被测牙,电流传导至牙周组织;液化性坏死的牙髓有可能传导电流至根尖周组织,当电流调节到最大刻度时,患者可能会有轻微反应;患者过度紧张和焦虑,以致在探头刚接触牙面或被问及感受时即示意有反应。假阴性:患者事先用过镇痛剂、麻醉剂或酒精饮料等,使牙髓不能正常感知电刺激;探头或电极未能有效地接触牙面,妨碍了电流传导至牙髓;根尖尚未发育完全的新萌出牙,其牙髓通常对电刺激无反应;根管内过度钙化的牙,其牙髓对电刺激通常无反应,常见于一些老年人的患牙;刚受过外伤的患牙可对电刺激无反应。

【实验评分】

1. 牙髓活力温度测验操作要点。
2. 牙髓活力电测验操作要点。
3. 牙髓活力温度测验的结果记录和判读。
4. 牙髓活力电测验的结果记录和判读。

（万　冕）

实验二十七　根管工作长度测定

【目的要求】

1. 了解根管长度测量仪的原理。
2. 掌握根管工作长度测定的方法。

【实验内容】

1. 学习 X 线片法测定根管工作长度。
2. 学习电测法测定根管工作长度。

【实验用品】

根管锉（K 锉）、根管长度测量仪（图 1-27-1）。

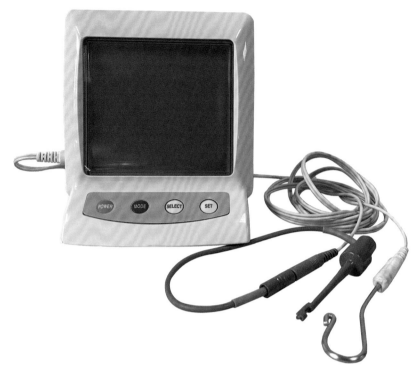

图 1-27-1　根管长度测量仪

【方法步骤】

1. X 线片法

（1）确定待测牙的冠部参照点，通常是切缘、洞缘或牙尖，该参照点在根管治疗过程中要稳定无变化，且预备器械杆部的橡皮片能与之接触。

（2）确定初始长度：术前 X 线片上量出患牙长度，在此基础上减去 1mm 作为初始长度。

（3）确定工作长度：按参照点以初始长度插入 15 号锉，拍 X 线片。在 X 线片上量出锉尖与根尖的距离，若该距离为 1mm，则初始长度即为工作长度；若该距离距根尖 2mm，则把初始长度加 1mm 即为工作长度，反之一样。若该距离大于 3mm，则需重拍根尖 X 线片。

2. 电测法

（1）频率型根管长度测量仪的原理是基于根尖孔处牙周组织到口腔黏膜间恒定的阻抗值之差为 $6.5k\Omega$，且患者的年龄、牙的种类、形状、根尖孔的直径不改变该值。测量仪用普通根管锉为探针测量在使用不同频率时所得到的牙周组织与口腔黏膜阻抗值之差。该差值在根管锉远离根尖孔时接近于零，当根管锉尖端到达根尖孔时，该差值增至恒定最大值。

（2）建立根管直线通路，使小号K锉（8号、10号、15号）能无障碍到达根尖区。

（3）打开测量仪开关，将一电极（唇钩）挂于患者口角处，另一电极夹在小号K锉柄部，逐渐将K锉深入根尖区，观察显示屏。

（4）观察显示屏：蓝色区域显示K锉未达根尖区；绿色区域显示K锉达根尖区；绿色指示线（绿色箭头）：K锉达到根尖孔；红色区域显示K锉超出根尖孔（图1-27-2）。

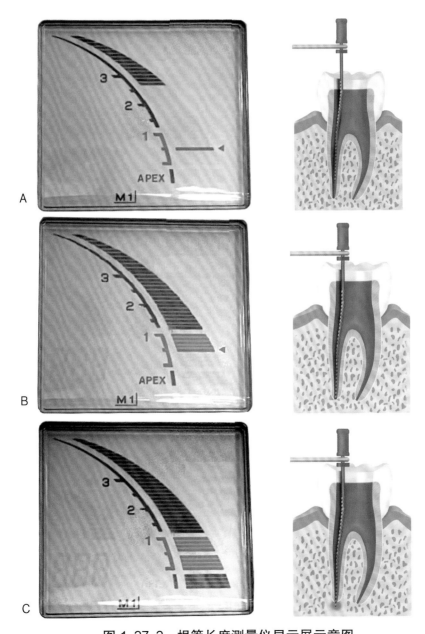

图1-27-2　根管长度测量仪显示屏示意图
A.蓝色区域显示K锉未达根尖区　B.绿色指示线（绿色箭头）显示K锉达到根尖孔　C.红色区域显示K锉超出根尖孔

（5）当 K 锉达到绿色指示线(绿色箭头)处，移动 K 锉柄部橡皮片至参照点(通常是切缘、洞缘或牙尖)，取出 K 锉测量橡皮片至锉尖的长度 X。根尖狭窄部距根尖孔 0.5~1mm。工作长度是 X–0.5mm。

【注意事项】

1. 投照角度影响 X 线片法的根尖定位。建议采用平行投照技术，对于根管重叠的病例，可将球管向左或向右偏 20° 分开重叠根管；而对根管较多的牙，应分拍几张 X 线片，以避免相互干扰。

2. 多数牙根管根尖狭窄区距离 X 线片显示的自然根尖 0.5~2mm，应注意工作长度的判读。

3. 频率型根管长度测量仪测量两种不同频率下的抗阻值之差，根管内存在活髓或者液体不影响测量结果。

【实验评分】

1. X 线片法的操作步骤及结果判读。
2. 电测法的操作步骤及结果判读。

（万　冕）

实验二十八　恒牙髓腔解剖绘图(前牙)

【目的要求】

1. 掌握中切牙、侧切牙、尖牙的髓腔解剖特点，绘制各类牙髓腔解剖外形图。

2. 熟悉中切牙、侧切牙、尖牙可能出现的髓腔解剖变异。

3. 了解前牙髓腔的应用解剖，例如在牙体预备、开髓入路、根管预备中的应用。

【实验内容】

1. 复习前牙髓腔各部位名称。
2. 复习中切牙、侧切牙、尖牙的髓腔解剖特点。
3. 绘制中切牙、侧切牙、尖牙的髓腔解剖图。

4. 讨论中切牙、侧切牙、尖牙可能出现的髓腔解剖变异及解剖应用。

【实验用品】

恒牙离体牙标本、剖面标本、牙髓腔解剖图谱。

【方法步骤】

1. 复习前牙髓腔各部位名称（图1-28-1）。

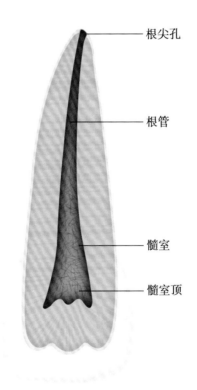

图1-28-1 前牙髓腔各部位名称

2. 复习中切牙、侧切牙、尖牙的髓腔解剖形态和特点。

（1）前牙髓腔形态与相应牙体外形相似，髓室与根管无明显界限，根管多为单根管，根尖孔多位于根尖顶。

（2）分别从近远中剖面、唇舌剖面、横剖面观察髓腔形态。

（3）比较上颌及下颌同名牙的髓腔解剖形态的不同点。

（4）认识前牙可能存在的髓腔解剖变异。

3. 绘制上颌及下颌中切牙、侧切牙、尖牙的常见髓腔形态图（图1-28-2~图1-28-7）。

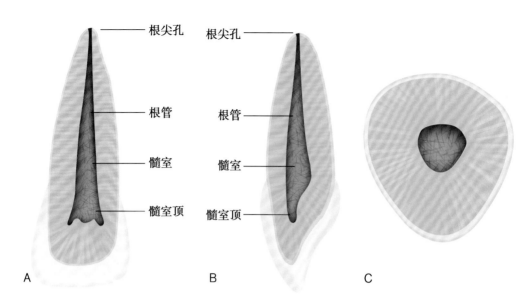

图 1-28-2　上颌中切牙髓腔形态
A. 近远中剖面　B. 唇舌剖面　C. 牙颈部横剖面

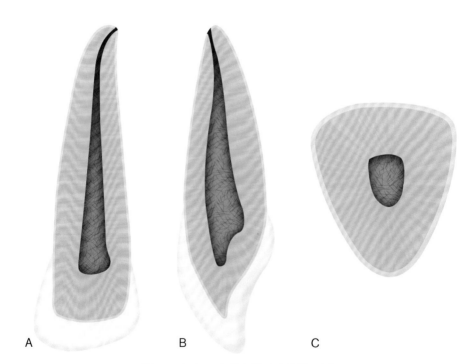

图 1-28-3　上颌侧切牙髓腔形态
A. 近远中剖面　B. 唇舌剖面　C. 牙颈部横剖面

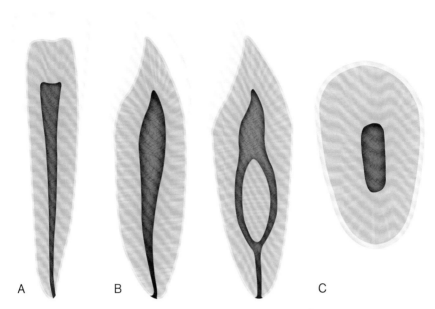

图 1-28-4　下颌中切牙髓腔形态
A. 近远中剖面　B. 唇舌剖面　C. 牙颈部横剖面

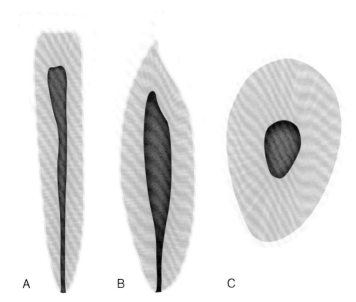

图 1-28-5　下颌侧切牙髓腔形态
A. 近远中剖面　B. 唇舌剖面　C. 牙颈部横剖面

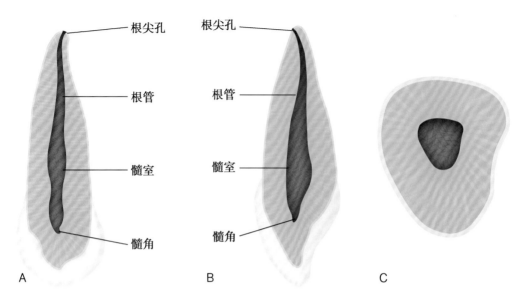

图 1-28-6　上颌尖牙髓腔形态
A.近远中剖面　B.唇舌剖面　C.牙颈部横剖面

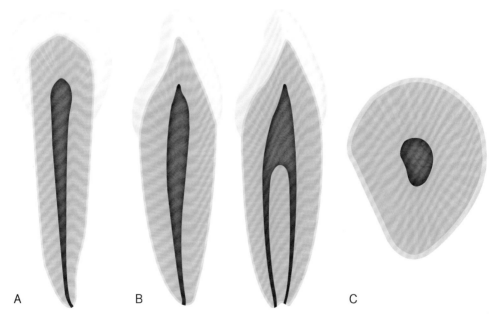

图 1-28-7　下颌尖牙髓腔形态
A.近远中剖面　B.唇舌剖面　C.牙颈部横剖面

4. 根据前牙髓腔解剖特点,讨论中切牙、侧切牙、尖牙在牙体预备、开髓入路、根管预备中的注意点。

【注意事项】

1. 前牙髓腔解剖形态的不同点比较,需要分别从近远中剖面、唇舌剖面、横剖面进行分析。

2. 前牙可能存在髓腔解剖形态的变异,其中,下颌中切牙、上颌及下颌侧切牙、尖牙均有可能为唇舌双根管。

【实验评分】

1. 前牙髓腔解剖名称的辨认。
2. 前牙髓腔解剖形态图的绘制及特征解剖标志。

（周雅川）

实验二十九　恒牙髓腔解剖绘图（后牙）

【目的要求】

1. 掌握第一前磨牙、第二前磨牙、第一磨牙、第二磨牙、第三磨牙的髓腔解剖特点,绘制各类牙髓腔解剖外形图。

2. 熟悉第一前磨牙、第二前磨牙、第一磨牙、第二磨牙、第三磨牙可能出现的髓腔解剖变异。

3. 了解后牙髓腔的应用解剖,例如在牙体预备、开髓入路、根管预备中的应用。

【实验内容】

1. 复习后牙髓腔各部位名称。

2. 复习第一前磨牙、第二前磨牙、第一磨牙、第二磨牙、第三磨牙的髓腔解剖特点。

3. 绘制第一前磨牙、第二前磨牙、第一磨牙、第二磨牙、第三磨牙的髓腔解剖图。

4. 讨论第一前磨牙、第二前磨牙、第一磨牙、第二磨牙、第三磨牙可能出现的髓腔解剖变异及解剖应用。

【实验用品】

恒牙离体牙标本、剖面标本、牙髓腔解剖图谱。

【方法步骤】

1. 复习后牙髓腔各部位名称(图 1-29-1)。

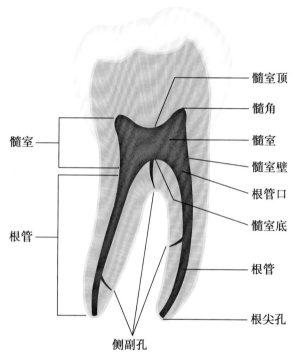

髓室

髓室顶

髓角

髓室

髓室壁

根管口

髓室底

根管

根管

根尖孔

侧副孔

图 1-29-1　后牙髓腔各部位名称

2. 复习第一前磨牙、第二前磨牙、第一磨牙、第二磨牙、第三磨牙的髓腔解剖形态和特点。

（1）前磨牙髓室的颊舌径大于近远中径,髓室顶有颊舌两个髓角,牙根内有1~2 个根管。

（2）磨牙的髓室多呈立方形,髓室顶的髓角与相应的牙尖相对应,髓室底可见 2~4 个根管口,与相应的根管相通。第三磨牙的髓腔变异较多,融合根者可出现单根管。

（3）分别从近远中剖面、唇舌剖面、横剖面观察髓腔形态特点。

（4）比较上颌和下颌后牙髓腔解剖形态的不同点。

（5）认识后牙可能存在的髓腔解剖变异。

3. 绘制上颌及下颌第一前磨牙、第二前磨牙、第一磨牙、第二磨牙、第三磨牙的髓腔解剖图（图 1-29-2~图 1-29-11）。

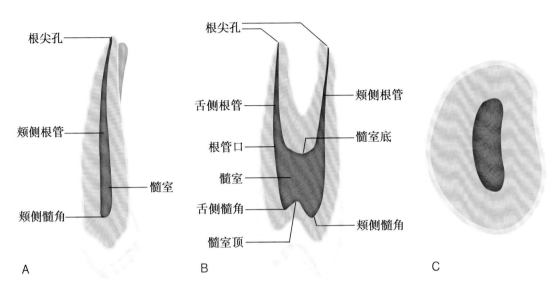

图 1-29-2　上颌第一前磨牙髓腔形态
A. 颊侧近远中剖面　B. 颊舌剖面　C. 牙颈部横剖面

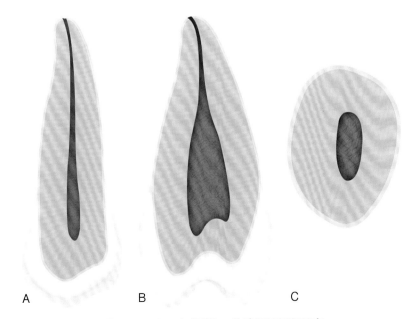

图 1-29-3　上颌第二前磨牙髓腔形态
A. 颊侧近远中剖面　B. 颊舌剖面　C. 牙颈部横剖面

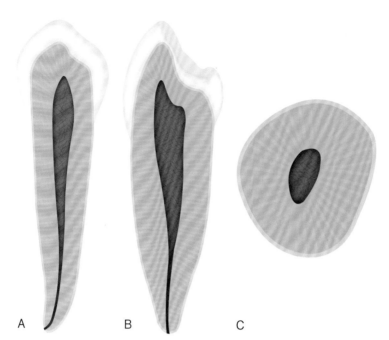

图 1-29-4　下颌第一前磨牙髓腔形态
A. 颊侧近远中剖面　B. 颊舌剖面　C. 牙颈部横剖面

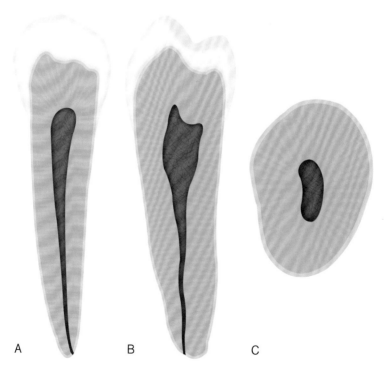

图 1-29-5　下颌第二前磨牙髓腔形态
A. 颊侧近远中剖面　B. 颊舌剖面　C. 牙颈部横剖面

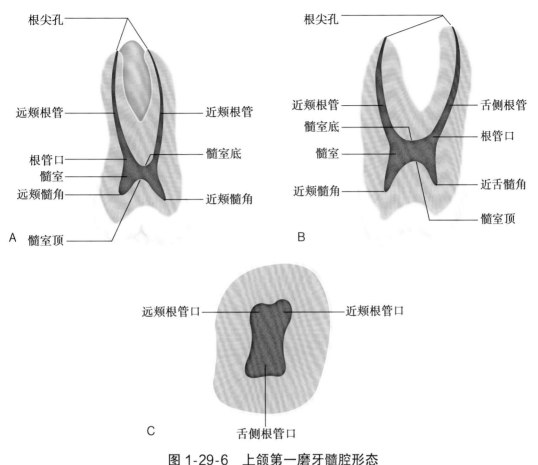

图 1-29-6　上颌第一磨牙髓腔形态
A. 颊侧近远中剖面　B. 近中颊舌剖面　C. 牙颈部横剖面

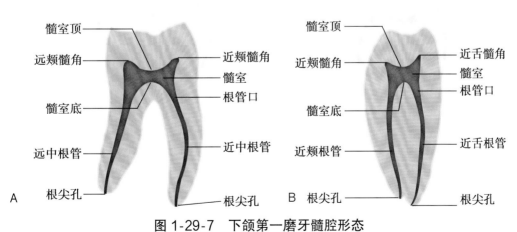

图 1-29-7　下颌第一磨牙髓腔形态
A. 颊侧近远中剖面　B. 近中颊舌剖面

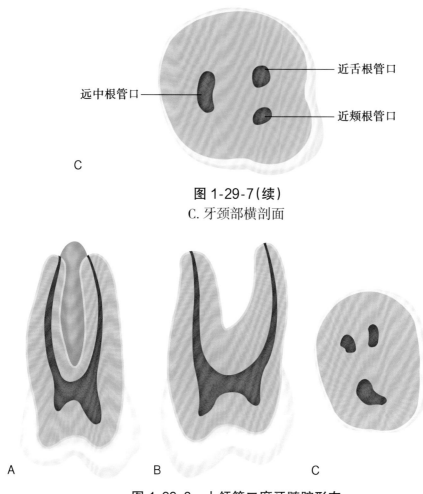

远中根管口

近舌根管口

近颊根管口

C

图 1-29-7（续）
C. 牙颈部横剖面

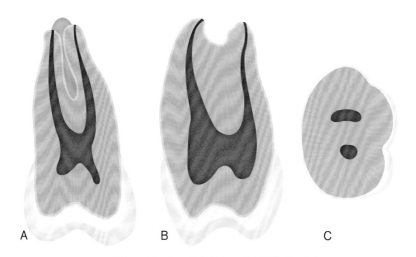

A　　　　　　B　　　　　　C

图 1-29-8　上颌第二磨牙髓腔形态
A. 颊侧近远中剖面　B. 近中颊舌剖面　C. 牙颈部横剖面

A　　　　　　B　　　　　　C

图 1-29-9　上颌第三磨牙髓腔形态
A. 颊侧近远中剖面　B. 近中颊舌剖面　C. 牙颈部横剖面

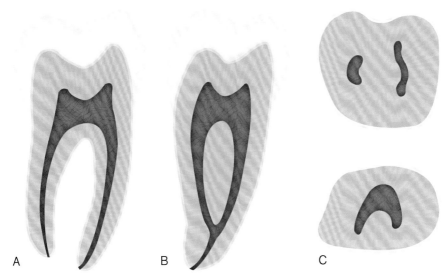

图 1-29-10　下颌第二磨牙髓腔形态
A.颊侧近远中剖面　B.近中颊舌剖面　C. 牙颈部横剖面

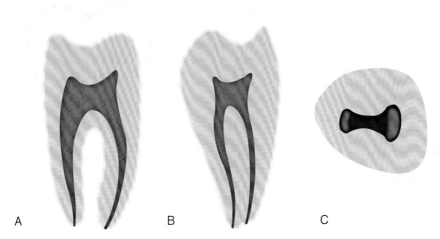

图 1-29-11　下颌第三磨牙髓腔形态
A.颊侧近远中剖面　B.近中颊舌剖面　C. 牙颈部横剖面

4. 根据后牙髓腔解剖特点,讨论后牙在牙体预备、开髓入路、根管预备中的注意点。

【注意事项】

1. 比较后牙髓腔解剖形态的不同要点,需要分别从近远中剖面、唇舌剖面、横剖面进行分析。

2. 认识后牙可能存在多种髓腔解剖形态的变异。例如,上颌第一前磨牙有87% 为双根管,其次为单根管,2.4% 为三根管;上颌第一磨牙可见 3~4 根管,侧支根管发生率为45%,根分叉处副根管的发生率为18%。

【实验评分】

1. 后牙髓腔解剖名称的辨认。
2. 后牙髓腔解剖形态图的绘制及特征解剖标志。

（周雅川）

实验三十　离体牙间接盖髓术

【目的要求】

1. 掌握间接盖髓术的操作要点。
2. 熟悉间接盖髓术的原理及适应证。
3. 了解间接盖髓术的注意事项。

【实验内容】

1. 复习间接盖髓术的原理和适应证。
2. 离体上颌前磨牙间接盖髓术的操作步骤。
3. 复习离体上颌前磨牙的窝洞预备和复合树脂粘接修复术。

【实验用品】

仿头模系统、离体上颌前磨牙石膏灌注模型、高速手机、低速手机、检查盘、碘伏棉签、麻药、针管、橡皮障套装、各类钻针、氢氧化钙糊剂、充填及雕刻器械、自酸蚀粘接剂、复合树脂、光固化灯、修形抛光器械等。

【方法步骤】

1. 复习间接盖髓术的定义及适应证　间接盖髓术是将盖髓剂覆盖在接近牙髓的牙本质表面,以保存牙髓活力的方法。其适应证为:

（1）深龋、外伤等造成近髓的患牙。

（2）深龋引起的可复性牙髓炎,牙髓活力正常,X 线片显示根尖周组织健康的恒牙。

（3）无明显自发痛,去净腐质未见穿髓却难以判断是慢性牙髓炎或可复性牙髓炎时,可采用间接盖髓术作为诊断性治疗。

2. 操作前防护　着白大褂、戴帽子、口罩、手套、面罩。

3. 仿头模准备　安放离体上颌前磨牙石膏灌注模型。

4. 体位与支点　操作者位于仿头模 9~12 点位置,头模上颌与地面成 45°~90°,下颌平行地面,口腔高度约平操作者上臂自然下垂时肘关节位置。以改良握笔法握持手机,以邻牙作为支点。

5. 局部麻醉　上颌前磨牙行局部浸润麻醉。

6. 隔离患牙　使用橡皮障隔离患牙。

7. 去除龋损及窝洞预备(假设龋损位于上颌前磨牙远中邻𬌗面)　使用挖器或球钻去除龋损组织,为避免穿髓,可保留少许近髓处的软化牙本质。

8. 放置盖髓剂　用消毒棉球清洁、拭干窝洞,于近髓处放置氢氧化钙糊剂,覆盖范围超出近髓区域,厚度约 0.5mm,避免糊剂粘于洞侧壁或洞底的其他区域。

9. 窝洞充填

（1）一步去龋法间接盖髓术:行复合树脂粘接修复术。

（2）分步去龋法间接盖髓术(图 1-30-1):用充填器行玻璃离子充填窝洞,观察 3~6 个月。复诊时如无症状,可观察窝洞牙本质是否硬化。若仍有软化牙本质,可去除后行复合树脂粘接修复术;若均为硬化牙本质,可直接行复合树脂粘接修复术。

10. 修形及抛光　金刚砂针修整修复体外形,抛光器械抛光修复体。

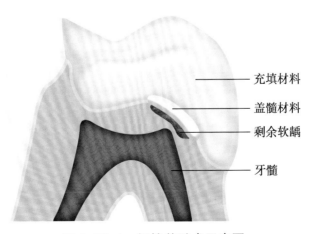

图 1-30-1　间接盖髓术示意图

【注意事项】

1. 间接盖髓术要求严格的无菌操作,控制感染是治疗成功的关键。建议在橡皮障隔离下操作,针对无法使用橡皮障的患牙,尽量避免术中患者唾液的污染。所用器械及材料均应为消毒用品。

2. 间接盖髓术应遵循选择性去龋原则,对于近髓处的龋损可预备至韧化牙本质或保留部分软化牙本质,以减少露髓风险。

3. 盖髓材料覆盖在接近牙髓的牙本质表面,厚度约 0.5mm,避免盖髓剂粘在洞壁的其他区域,影响后续粘接修复。

4. 注重术后随访,评判牙髓保存是否成功。一般术后追踪 1.5、3、6、12、24 个月或更长的时间。术后 3 个月可以对牙髓活力进行初步判断。评估治疗后的牙髓状态至少随访 12 个月。随访内容包括检查患牙的症状、体征、牙髓活力电测验、温度测验及 X 线片检查。

【实验评分】

1. 正确的体位、支点和口镜的使用。

2. 间接盖髓术的操作要点,包括有菌观点、无菌操作、去龋原则、盖髓剂的放置、窝洞的封闭等。

(周雅川)

实验三十一　离体牙直接盖髓术

【目的要求】

1. 掌握直接盖髓术的操作要点。
2. 熟悉直接盖髓术的原理及适应证。
3. 了解直接盖髓术的注意事项。

【实验内容】

1. 复习直接盖髓术的原理和适应证。
2. 离体下颌磨牙直接盖髓术的操作步骤。
3. 复习离体下颌磨牙的预备和复合树脂粘接修复术。

【实验用品】

仿头模系统、离体下颌磨牙石膏灌注模型、高速手机、低速手机、检查盘、碘伏棉签、麻药、针管、橡皮障套装、各类钻针、MTA、充填及雕刻器械、自酸蚀粘接剂、复合树脂、光固化灯、修形抛光器械。

【方法步骤】

1. **复习直接盖髓术的定义及适应证**　直接盖髓术（图 1-31-1）是用药物覆盖牙髓暴露处，使牙髓组织免于新的损伤刺激，促进牙髓愈合修复，以保持牙髓活力的方法。其适应证为：

（1）根尖孔尚未发育完全，因机械性或外伤性露髓的年轻恒牙。

（2）根尖已发育完全，机械性或外伤性露髓，穿髓孔直径不超过 0.5mm 的恒牙。

（3）露髓位置无出血或仅有少量出血。

2. **操作前防护**　着白大褂，戴帽子、口罩、手套、面罩。

3. **仿头模准备**　离体下颌磨牙石膏灌注模型。

4. **体位与支点**　操作者位于仿头模 9~12 点位置，仿头模上颌与地面成 45°~90°，下颌平行地面，口腔高度约平操作者上臂自然下垂时肘关节位置。以改良握笔法握持手机，以邻牙作为支点。

5. **局部麻醉**　行下颌局部阻滞麻醉。

6. **隔离患牙**　使用橡皮障隔离患牙。

7. **去除龋损及窝洞预备（假设龋损位于下颌磨牙远中邻𬌗面）**　使用挖器或球钻依次去除洞壁和洞底的龋损组织，清除近髓处的软龋，牙髓意外暴露。

8. **消毒止血**

（1）于露髓处放置一浸润次氯酸钠（1.5%~6%）的小棉球，接触 1~10min，行消毒止血。

（2）用生理盐水缓慢冲洗窝洞，清除血凝块及残存的次氯酸钠，用消毒棉球拭干窝洞。

9. **放置盖髓剂**　于露髓处放置 MTA，覆盖范围包括露髓处及附近可能感染的牙本质区域，避免盖髓剂粘在洞侧壁的其他区域。

10. **充填**

（1）一步直接盖髓术：用充填器行玻璃离子垫底，垫底范围覆盖 MTA 范围，后行复合树脂粘接修复术。

（2）两步直接盖髓术：用充填器行玻璃离子充填，观察 1~2 周。复诊时，如患牙无症状且牙髓活力正常，可行复合树脂永久充填。若患牙对温度刺激仍敏感，可继续观察或更换盖髓剂后观察 1~2 周，症状消失后行复合树脂永久充填。

11. 修形及抛光　金刚砂针修整修复体外形，抛光器械抛光修复体。

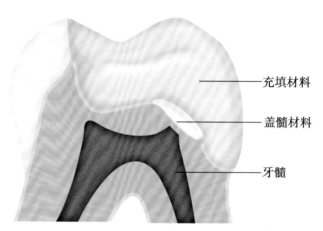

充填材料

盖髓材料

牙髓

图 1-31-1　直接盖髓术示意图

【注意事项】

1. 直接盖髓术要求严格的无菌操作，控制感染是治疗成功的关键。建议在橡皮障隔离下操作，针对无法使用橡皮障的患牙，尽量避免术中患者唾液的污染。所用器械及材料均应为消毒用品。

2. 术中正确评估牙髓状态。露髓处行消毒止血后，若出血止住，可继续行直接盖髓术；若出血无法止住，则需更改活髓保存治疗方案，考虑牙髓切断术或牙髓摘除术。

3. 盖髓材料要与牙髓组织及其周围牙本质直接紧密接触，不留空腔，严密封闭。

4. 根据不同盖髓材料的性能，其固化及充填操作有所不同。例如 TheraCal 需要行光固化 20s；MTA 和 BP Plus 盖髓后需用玻璃离子等材料垫底后，再行复合树脂粘接充填；Biodentine 盖髓后可直接行复合树脂粘接充填。

5. 注重术后随访，评判牙髓保存是否成功。一般术后追踪 1.5、3、6、12、24 个月或更长的时间。术后 3 个月可以对牙髓活力进行初步判断。评估治疗后的牙髓状态至少随访 12 个月。随访内容包括检查患牙的症状、体征、牙髓活力电测验、温度测验及 X 线片检查。

【实验评分】

1. 正确的体位、支点和口镜的使用。

2. 直接盖髓术的操作要点,包括有菌观点无菌操作、去龋原则、露髓孔止血、盖髓剂的放置、窝洞的封闭等。

(周雅川)

实验三十二　离体牙髓腔通路预备

【目的要求】

1. 掌握各类恒牙髓腔预备的开髓部位及特点。

2. 掌握各类恒牙髓腔通路的预备方法。

3. 熟悉各型钻针在髓腔通路预备中的应用。

【实验内容】

1. 离体上下颌前牙髓腔通路的预备。

2. 离体上下颌前磨牙髓腔通路的预备。

3. 离体上下颌磨牙髓腔通路的预备。

【实验用品】

仿真人头模系统,包括离体上下颌中切牙、上下颌前磨牙和上下颌第一磨牙(包括各自的 X 线片)在内的石膏灌注模型、高速手机、各型球钻、裂钻、10 号~20 号根管锉、检查盘一套、5mL 注射器、冲洗针头、1% 次氯酸钠、小棉球。

【方法步骤】

1. 上下颌前牙的髓腔通路预备及根管口探查

(1)开髓洞形:上颌切牙开髓窝洞外形为圆三角形,位于舌面窝的中央,近远中边缘嵴之间。三角形的底与切缘平行,顶点位于舌隆突处。上颌尖牙的开髓窝洞外形近似于椭圆形,下颌前牙的开髓窝洞外形为椭圆形(图 1-32-1)。

(2)开髓步骤:在口镜反射下,用裂钻在前牙舌面窝接近舌面隆突处进钻,钻针方向与牙面垂直进入 1~2mm 到达牙本质层后,逐渐改变钻针方向,使钻针与牙长轴方向一致进行钻磨,有落空感后改用球钻在洞内提拉,扩大修整洞形,以充分暴露近、远中髓角,将髓室顶全部揭净。洞口为圆形或椭圆形,洞口与根管连成一条直线(图 1-32-2,图 1-32-3)。

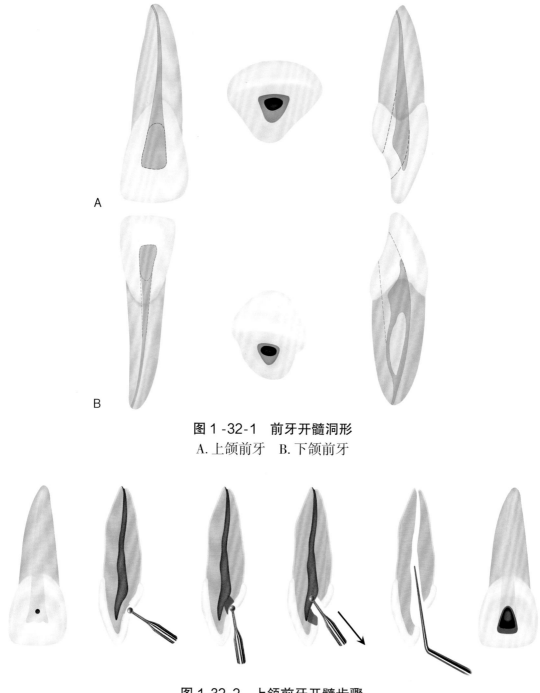

图 1 -32-1　前牙开髓洞形

A.上颌前牙　B.下颌前牙

图 1-32-2　上颌前牙开髓步骤

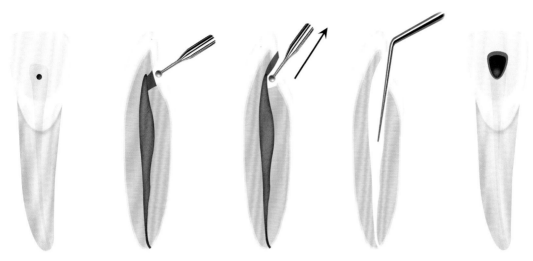

图 1-32-3 下颌前牙开髓步骤

（3）根管口探查：用 1% 次氯酸钠反复冲洗髓室，去净髓室内的组织残屑，吹干髓室后在口镜下观察根管口的位置，根管口常为一小黑点，然后用 10 号或 15 号 K 锉进一步探查验证进入根管的位置。

2. 上颌前磨牙的髓腔通路预备及根管口探查

（1）开髓洞形：开髓窝洞外形为一长椭圆形，其颊舌径为颊舌三角嵴中点之间的距离，宽度约为咬合面近远中径的 1/3（图 1-32-4）。

（2）开髓步骤：在口镜反射下，用裂钻在𬌗面中央窝垂直于𬌗面钻入，进入牙本质深层后向颊、舌方向扩展，穿通颊侧或舌侧髓角后，用球钻揭去髓室顶，使洞口呈长椭圆形，保留髓室自然形态（图 1-32-5）。

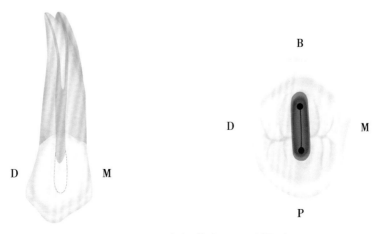

图 1-32-4 上颌前磨牙开髓洞形
B:颊侧;P:腭侧;M:近中;D:远中。

147

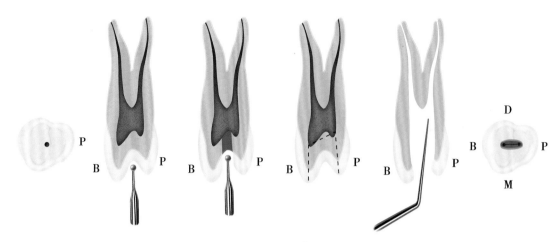

图 1-32-5　上颌前磨牙开髓步骤
B:颊侧;P:腭侧;M:近中;D:远中。

（3）根管口探查:用 1% 次氯酸钠反复冲洗髓室,去净髓室内的组织残屑,吹干髓室后在口镜下观察根管口的位置。上颌前磨牙多为双根管,可在口镜下看到颊侧和腭侧各有一个根管口,二者之间可见根管峡部,呈哑铃形。若上颌前磨牙为单根管,可在口镜下看到一个扁长的根管口。然后用 10 号或 15 号 K 锉进行探查验证进入根管的位置。

3. 下颌前磨牙的髓腔通路预备及根管口探查

（1）开髓洞形:开髓窝洞外形为椭圆形或卵圆形,位于咬合面颊尖三角嵴中下部(图 1-32-6)。

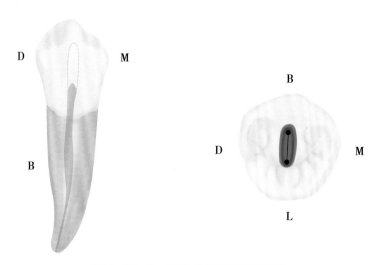

图 1-32-6　下颌前磨牙开髓洞形
B:颊侧;L:舌侧;M:近中;D:远中。

（2）开髓步骤:在咬合面中央近颊尖处下钻,使裂钻与咬合面垂直进入牙本质,有落空感后即改用球钻修整洞形,洞口呈卵圆形或椭圆形,使洞口与根管连成一条直线(图1-32-7)。

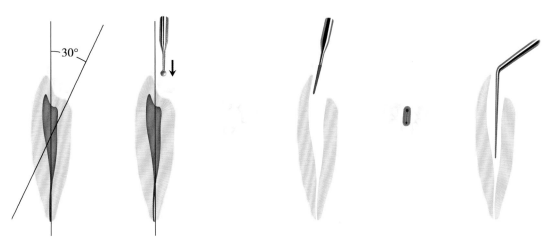

图 1-32-7　下颌前磨牙开髓步骤

（3）根管口探查:用1%次氯酸钠反复冲洗髓室,去净髓室内的组织残屑,吹干髓室后在口镜下观察根管口的位置。下颌前磨牙常为单根管,根管口常为一卵圆形黑点,然后用10号或15号K锉进行探查验证进入根管的位置。

4. 上颌磨牙的髓腔通路预备及根管口探查

（1）开髓洞形:开髓的窝洞外形为一钝圆的三角形,位于中央窝。三角形的底与颊侧边缘嵴平行,顶点位于腭侧,其中一腰在斜嵴近中,与斜嵴平行,另一腰与近中边缘嵴平行(图1-32-8)。

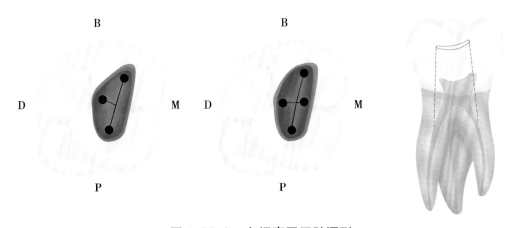

图 1-32-8　上颌磨牙开髓洞形
B:颊侧;P:腭侧;M:近中;D:远中。

（2）开髓步骤：在口镜反射下用裂钻在中央窝下钻，钻至牙本质深层时，向颊舌向扩展，形成一偏近中的颊舌径较长的钝圆三角形深洞，然后在近中舌尖处穿通髓角，用球钻沿洞口形态揭全髓室顶，用探针的双弯小钩检查髓室顶是否去净，修整洞形，形成窝洞壁向髓室壁的平滑移行部（图1-32-9）。

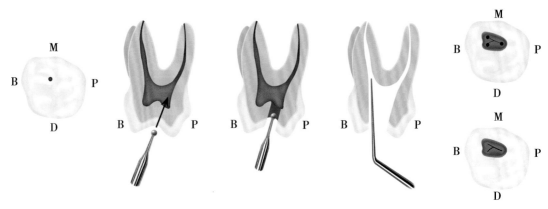

图1-32-9　上颌磨牙开髓步骤
B：颊侧；P：腭侧；M：近中；D：远中。

（3）根管口探查：用1%次氯酸钠反复冲洗髓室，去净髓室内的组织残屑，吹干髓室后在口镜下观察根管口的位置。上颌磨牙多有3~4个根管，腭根最粗大，根管口最易找到；颊侧有近远中两根管，根管口常相距较近；当上颌磨牙有MB2时，MB2常位于近颊根根管口腭侧0.5~5mm的范围内。然后用10号或15号K锉进行探查验证进入根管的位置。

5. 下颌磨牙的髓腔通路预备及根管口探查

（1）开髓洞形：开髓的窝洞外形为一钝圆的长方形，位于中央窝偏近中颊侧，其中，洞形的近中边稍长，远中边稍短，颊侧洞缘在颊尖的舌斜面上，舌侧洞缘在中央沟处（图1-32-10）。

（2）开髓步骤：用裂钻在颌面中央窝下钻，钻至牙本质深层时，向近远中及颊侧方向扩展，形成一偏近中颊侧的长方形窝洞，然后穿通远中或近中髓角，用球钻沿洞口形态揭全髓室顶，用探针的双弯小钩检查髓室顶是否去净，修整洞形，形成窝洞壁向髓室壁的平滑移行部（图1-32-11）。

（3）根管口探查：用1%次氯酸钠反复冲洗髓室，去净髓室内的组织残屑，吹干髓室后在口镜下观察根管口的位置。下颌磨牙多有3个根管，远中根最粗大，根管口最易找到，多呈卵圆形或扁长形；近中为一扁根，多有颊、舌两个根管，根管口之间可见根管峡部。然后用10号或15号K锉进行探查验证进入根管的位置。

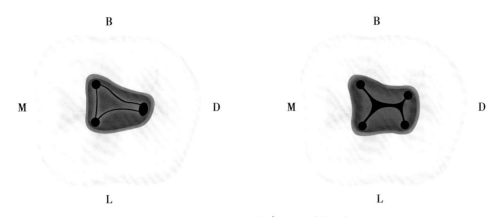

图 1-32-10　下颌磨牙开髓洞形
B:颊侧;L:舌侧;M:近中;D:远中。

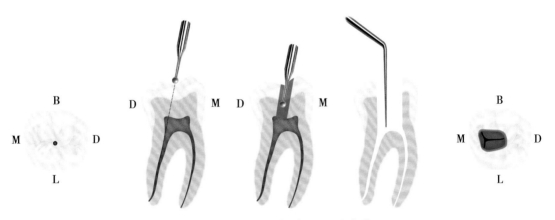

图 1-32-11　下颌磨牙开髓步骤
B:颊侧;L:舌侧;M:近中;D:远中。

【注意事项】

1. 前牙开髓钻至釉牙本质界后应立即改变钻针方向,使钻针与牙长轴平行下钻,否则会形成唇侧台阶或在唇侧颈部侧穿。

2. 前磨牙开髓,应保持钻针方向与牙长轴一致,向颊舌向扩展,避免在牙颈部近远中方向侧穿或形成台阶。

3. 前磨牙和磨牙开髓应去净髓室顶,不要将暴露的髓角当作根管口。

4. 上颌磨牙开髓应注意保护髓室的近中壁,避免近中颈部发生侧穿。下颌磨牙开髓应在中央窝偏近中颊侧,避免造成舌侧颈部或髓底的台阶或穿孔。

5. 中老年患者患牙髓室顶底距离较近,开髓时应注意区别顶底的不同形态,防止破坏髓室底形态或造成底穿。

【实验评分】

1. 操作者和仿头模体位,操作者支点。

2. 各类恒牙髓腔预备的开髓部位及其特点,包括开髓洞形的位置、形态、大小,有无侧穿、底穿,髓顶是否揭全,扩锉针能否直线进入根管口。

3. 各类恒牙髓腔预备的过程,如正确使用口镜,裂钻穿通髓腔,球钻揭全髓顶,探诊检查髓顶是否揭全,扩锉针探查根管口。

(张　岚)

实验三十三　离体下颌前磨牙根管预备与充填 (标准法＋冷侧压法)

【目的要求】

1. 掌握标准法进行根管预备的操作步骤及技术要点。

2. 掌握冷侧压法进行根管充填的操作步骤及技术要点。

3. 熟悉测定根管工作长度的方法。

4. 了解根管预备的手用器械及其用法。

5. 了解根管充填的材料、器械及其用法。

【实验内容】

1. 使用标准法进行离体下颌前磨牙根管预备。

2. 使用 X 线片法测定根管工作长度。

3. 使用冷侧压法进行离体下颌前磨牙根管充填。

【实验用品】

仿真人头模系统、离体下颌前磨牙(包括 X 线片)的石膏灌注模型、高速手机、各型球钻、裂钻、倒刺拔髓针、10~40 号根管锉、5mL 注射器、冲洗针头、1% 次氯酸钠、17%EDTA 冲洗液、纸尖、小棉球、根管长度测量尺、氢氧化钙糊剂、氯己定消毒液、根管充填侧压器、挖器、粘固粉充填器、调拌刀、玻璃板、敷料盒、酒精灯、牙胶尖(15~40 号)、根充糊剂、氧化锌丁香油粘固粉及液体、检查盘一套。

【方法步骤】

1. 开髓 参照实验三十二离体牙髓腔通路预备完成下颌前磨牙开髓。

2. 橡皮障隔离患牙 参照实验二完成下颌前磨牙的橡皮障隔离。

3. 拔髓

（1）根管探查:用 10 号或 15 号 K 锉徐徐进入根管内直达根尖部,探测根管的深度、走向及通畅程度。

（2）拔髓:选用大小合宜可达根尖的倒刺拔髓针,顺 10 号或 15 号 K 锉进入之途径,逐渐进入根管至少达根中 1/3,贴管壁以顺时针方向旋转,勿作提插动作,拔出倒刺针即可,可重复 1~2 次,拔尽为止。

4. 测量根管工作长度 参照实验二十七完成根管工作长度的测量。

5. 根管预备 采用标准法,根据测量得到的根管工作长度进行根管预备。

（1）用 10 号或 15 号锉针探查疏通根管,即根管锉以顺时针方向旋转进入根管,贴根管壁四周上下提拉,缓慢前进,直至根管锉能顺滑地到达根管工作长度。

（2）从 15 号扩锉针开始,按照由小号到大号的顺序逐号使用根管锉扩大根管,每根器械均要完全达到工作长度。扩大根管的方法除根管疏通的方法外,还可采用如下方法:①顺时针旋转 30°~60°,使器械的切刃旋入牙本质内,向外提拉退出器械;②顺时针旋转 30°~60°,然后在轻轻向下加压的同时逆时针旋转 30°~60°,最后向外提拉退出器械;③将器械压入一侧根管壁,向外提拉切削牙本质。当器械尖端附近几毫米可见到牙本质碎屑时,再将根管扩大 2~3 号器械即可完成根管预备,至少应预备至标准器械 40 号(图 1-33-1)。完成根尖预备所用的最大号锉为主尖锉。

6. 根管冲洗 在根管预备过程中每使用一根扩锉针都用 1% 次氯酸钠冲洗根管,在根管预备后用 17%EDTA 冲洗根管以便清除根管壁玷污层(注意勿向根尖向加压冲洗)。

7. 试主牙胶尖 选择与主尖锉同型号的牙胶尖,即主牙胶尖,用酒精消毒干燥后用镊子标记出工作长度,然后置入根管,检查其是否能顺利按工作长度刚好到达并卡在根尖缩窄部,拍摄 X 线片确认。

8. 根管封药 用纸尖吸干根管内液体后,将氢氧化钙糊剂注入根管内,髓室内放置浸有氯己定药液的小棉球,丁香油氧化锌粘固粉暂封。

9. 根管充填 按照冷侧压法充填根管

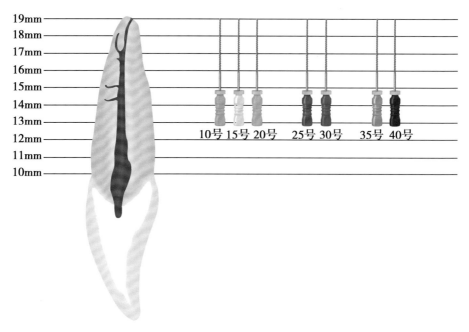

图 1-33-1　标准法根管预备步骤

（1）用纸尖吸干根管内液体后,用较主尖锉小 1~2 个型号的根管充填侧压器蘸糊剂插入根管达工作长度,将糊剂涂布于根管壁,逆时针旋出,重复 2~3 次。

（2）将所选主牙胶尖蘸少许糊剂插入根管达工作长度,再用根管充填侧压器沿主牙胶尖的一侧插入根管,挤压出间隙后再填入副牙胶尖。

（3）重复上述操作数次,直至不能再插入牙胶尖为止(图 1-33-2)。

（4）截去多余牙胶尖:在酒精灯上加热挖器,将牙胶尖平齐根管口处截断,粘固粉充填器压紧根管口处的牙胶。

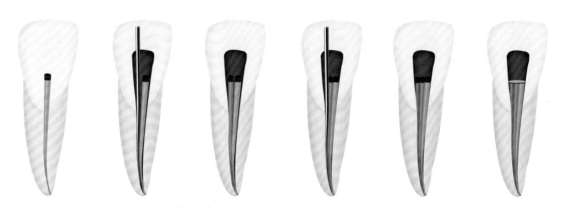

图 1-33-2　侧方加压法根管充填步骤:放置主牙胶尖;侧方加压主牙胶尖;放置副尖;继续侧方加压;继续放置副尖;根充完毕

（5）用酒精小棉球将髓室擦拭干净,用丁氧膏暂封窝洞。

（6）拍 X 线片了解根管充填情况。

【注意事项】

1. 标准法预备根管,一般适用于直或较直的根管,不宜在弯曲根管使用。

2. 扩锉针使用前要检查有无折痕、锈蚀或螺纹松解,使用过程中旋转角度不要超过正反 90° 的范围,避免器械分离。

3. 扩锉针要逐号使用,不要跳号,否则易形成台阶。

4. 扩锉针向前推进时,用力不可过猛,尤其当接近根尖时要轻轻推进,否则易将感染物推出根尖孔外,或刺伤根尖周组织,引起急性根尖周炎。

5. 侧压充填根管时,根管充填侧压器应较主牙胶尖小 2~3 个型号,所插入的副牙胶尖型号与之相同,所用根管充填侧压器由大型号到小型号。

【实验评分】

1. 根管工作长度的测量。

2. 使用标准法预备根管的过程,包括扩锉针使用顺序、预备的手法、根管冲洗的方法、预备的效果、主牙胶尖的选择。

3. 使用冷侧压法充填根管的过程,包括根充糊剂的导入方法、主牙胶尖的充填、根管充填侧压器的选择和使用、副尖的充填、根管口牙胶的去除、根充的效果。

（张　岚）

实验三十四　离体上颌磨牙根管预备与充填（逐步后退法 + 冷侧压法）

【目的要求】

1. 掌握逐步后退法进行根管预备的操作步骤及技术要点。

2. 掌握冷侧压法进行根管充填的操作步骤及技术要点。

3. 熟悉测定根管工作长度的方法。

4. 了解根管预备的手用器械及其用法。

5. 了解根管充填的材料、器械及其用法。

【实验内容】

1. 使用逐步后退法进行离体上颌磨牙根管预备。
2. 使用 X 线片法测定根管工作长度。
3. 使用冷侧压法进行离体上颌磨牙根管充填。

【实验用品】

仿真人头模系统、离体上颌磨牙（包括 X 线片）的石膏灌注模型、高速手机、各型球钻、裂钻、倒刺拔髓针、10~40 号根管锉、5mL 注射器、冲洗针头、1% 次氯酸钠、17%EDTA 冲洗液、纸尖、小棉球、根管长度测量尺、根管充填侧压器、挖器、粘固粉充填器、调拌刀、玻璃板、敷料盒、酒精灯、牙胶尖（15~40 号）、根充糊剂、氧化锌丁香油粘固粉及液体、检查盘一套。

【方法步骤】

1. **开髓**　参照本篇实验三十二离体牙髓腔通路预备完成上颌磨牙开髓。

2. **橡皮障隔离患牙**　参照本篇实验二完成上颌磨牙的橡皮障隔离。

3. **拔髓**　参照本篇实验三十三完成上颌磨牙的拔髓。

4. **测量根管工作长度**　参照本篇实验二十七完成根管工作长度测量。

5. **根管预备**　采用逐步后退法，根据根管工作长度进行根管预备。

（1）选择初尖锉：初尖锉是指能自然地从根管口直达工作长度，在根尖狭窄部有轻微阻力感而不能穿出根尖孔的锉，常为 10 号或 15 号锉。

（2）根尖 1/3 根管预备：用初尖锉（10 号或 15 号锉）疏通探查根管，然后按照由小号到大号的顺序逐号使用根管锉扩大根管，直至主尖锉。主尖锉比初尖锉大 2~3 个号，至少应为 25 号锉。从初尖锉到主尖锉，每支锉均应到达根管工作长度。在换用大一号锉针前须用小一号的锉针疏通回锉根尖部，以防牙本质碎屑堵塞，扩锉中应注意边锉边冲洗。假设初尖锉为 10 号，工作长度为 19mm，根尖段预备的顺序为：10 号（19mm）——15 号（19mm）——10 号（19mm）——20 号（19mm）——15 号（19mm）——25 号（19mm）——20 号（19mm）（图 1-34-1A）。

（3）中 1/3 根管预备：完成根尖 1/3 根管预备后，使用更大号的锉针逐级扩大根管中份，每增大一号，锉针进入根管的长度较原工作长度减少 1mm，共退 3~4 步。在换用大一号锉针前应先用主尖锉回锉根管至工作长度，消除因逐步后退造成的台阶。根中 1/3 的预备顺序为：30 号（18mm）——25 号（19mm）——35

号（17mm）——25 号（19mm）——40 号（16mm）——25 号（19mm）（图 1-34-1B）。

（4）冠 1/3 预备：按顺序使用 1~3 号 GG 钻预备根管冠 1/3，使根管冠部敞开。每换用大一号 G 钻时，操作长度减少 2mm 左右，并用主尖锉回锉和冲洗，以保持根管通畅，管壁平滑（图 1-34-1C）。

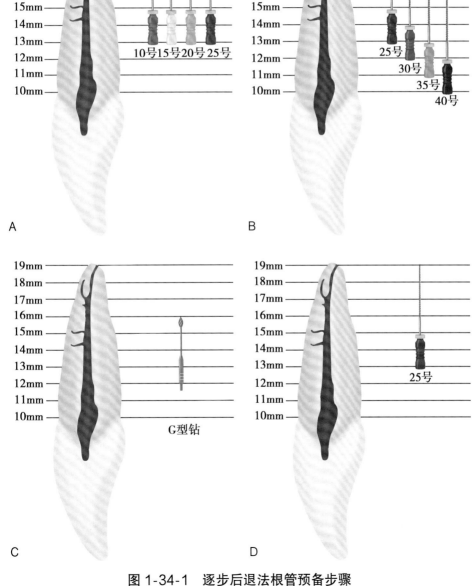

图 1-34-1　逐步后退法根管预备步骤
A. 根尖 1/3 预备　B. 根中 1/3 预备　C. 根冠 1/3 预备　D. 根管壁修整

（5）根管壁修整：用主尖锉略短于工作长度，保持已预备的根尖段形态，锉平根管中上段细微的台阶，光滑根管壁（图 1-34-1D）。

6. **根管冲洗**　在根管预备过程中每使用一根扩锉针都用 1% 次氯酸钠冲洗根管，在根管预备后用 17%EDTA 冲洗根管以便清除根管壁玷污层（注意勿向根尖向加压冲洗）。

7. **试主牙胶尖**　选择与主尖锉同型号的牙胶尖，用酒精消毒干燥后用镊子标记出工作长度，置入根管，检查其是否能顺利按工作长度刚好到达并卡在根尖缩窄部，拍摄 X 线片确定根管预备效果。

8. **根管充填**　参照本篇实验三十三，使用冷侧压法充填根管。

【注意事项】

1. 使用逐步后退法预备根管，一般适用于轻中度的弯曲根管，也可用于直根管的预备。

2. 扩锉针使用前要检查有无折痕、锈蚀或螺纹松解，使用过程中旋转角度不要超过正反 90° 的范围。

3. 扩锉针要逐号使用，不要跳号，否则易形成台阶。

4. 扩锉针向前推进时，用力不可过猛，尤其当接近根尖时要轻轻推进，否则易将感染物推出根尖孔外或刺伤根尖周组织，引起急性根尖周炎。

5. 根尖 1/3 预备完成后，主尖锉能宽松而无阻力地插入根管直至工作长度全长，且能卡在根尖部不能继续向根尖方向移动，当回拉主尖锉时，能感觉到根尖部的轻微阻力。

6. 侧压充填根管时，根管充填侧压器应较主牙胶尖小 2~3 个型号，所插入的副牙胶尖型号与之相同，所用根管充填侧压器由大型号到小型号。

【实验评分】

1. 根管工作长度的测量。

2. 使用逐步后退法预备根管的过程，包括扩锉针使用顺序、预备的手法、根管冲洗的方法、预备的效果、主牙胶尖的选择。

3. 使用冷侧压法充填根管的过程，包括根充糊剂的导入方法、主牙胶尖的充填、根管充填侧压器的选择和使用、副尖的充填、根管口牙胶的去除、根充的效果。

4. 操作者和仿头模体位，操作者支点，口镜的使用。

（张　岚）

实验三十五　离体上颌前牙根管预备与充填（机扩冠向下法＋热牙胶垂直加压法）

【目的要求】

1. 掌握应用机用镍钛器械,采用冠向下法进行根管预备的操作步骤及技术要点。

2. 掌握使用热牙胶垂直加压法进行根管充填的操作步骤及技术要点。

3. 了解根管预备的机用镍钛器械及其用法。

4. 了解热牙胶垂直加压充填的材料、器械及其用法。

【实验内容】

1. 应用机用镍钛器械,采用冠向下法进行离体上颌前牙根管预备。

2. 使用热牙胶垂直加压法进行离体上颌前牙根管充填。

【实验用品】

仿真人头模系统、离体上颌前牙(包括 X 线片)的石膏灌注模型、高速手机、各型球钻、裂钻、倒刺拔髓针、10~15 号根管锉、机用镍钛器械、机用马达系统、5mL 注射器、冲洗针头、1% 次氯酸钠、17%EDTA 冲洗液、纸尖、小棉球、根管长度测量尺、热牙胶充填系统(包括携热器和热牙胶注射仪)、垂直加压器、调拌刀、玻璃板、敷料盒、酒精灯、大锥度牙胶尖、根充糊剂、氧化锌丁香油粘固粉及液体、检查盘一套。

【方法步骤】

1. **开髓**　参照本篇实验三十二离体牙髓腔通路预备完成上颌前牙开髓。

2. **橡皮障隔离患牙**　参照本篇实验二完成上颌前牙的橡皮障隔离。

3. **拔髓**　参照本篇实验三十三完成上颌前牙的拔髓。

4. **根管预备**　采用冠向下技术,使用机用镍钛器械进行根管预备(图 1-35-1)。

（1）按照说明书设置机用镍钛器械的使用参数,包括转速和扭矩。

（2）根管入口疏通:根据 X 线片初步估计的工作长度,用 10 号、15 号 K 锉疏通根管至距初步估计的长度 3~4mm 处。

（3）根管入口预备:用机用镍钛器械的开口锉预备根管冠 1/3,在此过程中建议采用 "刷" 和提拉的动作,使用机用镍钛器械切削根管侧壁,敞开根管冠 1/3。

（4）确定工作长度:用 10 号、15 号 K 锉疏通根管至根尖狭窄处,参照本篇实验二十七完成根管长度测量。

（5）根管中下段预备:按照顺序使用机用镍钛器械,分别进行根管中段和根尖段的根管预备。在此过程中,建议采用 "啄木鸟" 式的运动方式,器械轻微接触根管而不向器械尖端加压和施力,遇阻力器械即后退,通过器械的上下运动逐步敞开根管中段,最终到达根管工作长度。

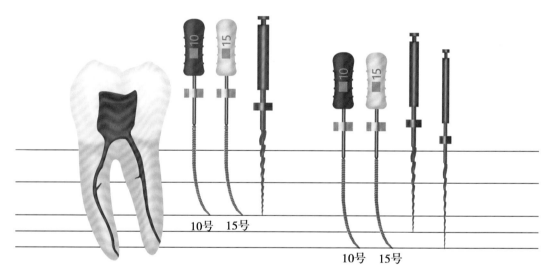

图 1-35-1　冠向下法根管预备步骤

5. **根管冲洗**　在根管预备过程中每使用一根扩锉针都用 1% 次氯酸钠冲洗根管,在根管预备后用 17% EDTA 冲洗根管以便清除根管壁玷污层(注意勿向根尖向加压冲洗)。

6. **试主牙胶尖**　选择与主尖锉(即最后使用的机用镍钛器械)同型号的牙胶尖,用酒精消毒干燥后用镊子标记出工作长度,减去尖端 0.5mm,然后置入根管,检查其是否能顺利按工作长度刚好到达并卡在根尖缩窄部,回拉有阻力,拍摄 X 线片确定根管预备效果。

7. **根管充填**　使用热牙胶垂直加压法充填根管(图 1-35-2)。

（1）根管准备:用纸尖干燥根管。

（2）试携热器和垂直加压器:携热器应能自然顺滑无阻力地到达距根尖

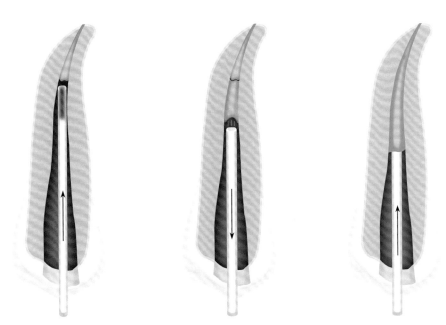

图 1-35-2 热牙胶垂直加压充填法操作步骤:携热器去除根管上段牙胶;
垂直加压充填;根管上 2/3 回填牙胶

3~5mm 处。在一个特定根管的根充中至少需要 3 种直径的加压器,即小号、中号及大号垂直加压器,小号垂直加压器要求能顺滑无阻力地到达距根尖 3~5mm处,其余加压器要求既能在根管内无妨碍自由上下运动,又不会接触根管壁。

(3)涂根管封闭剂:可用扩孔钻、螺旋充填器或主牙胶尖将根管封闭剂送入根管内,使根管封闭剂均匀地涂满根管壁。

(4)放置主牙胶尖:将消毒后的主牙胶尖蘸一薄层封闭剂,缓慢插入根管内至工作长度,以防止根尖区堆积过多封闭剂。

(5)根尖 1/3 根管充填:采用连续波充填技术完成根尖 1/3 根管充填,首先用携热器去除根管口外的多余牙胶,用大号垂直加压器向根尖方向多次均匀加压,然后将携热器直接插入牙胶,边加热边向下直到距根尖 3~5mm 处,停止加热,保持向根尖方向加压 10s,再加热 1s,停顿 1s,迅速取出携热器,将根管上 2/3的牙胶带出根管,使用小号垂直加压器压实根尖处的牙胶。

(6)根管上 2/3 根管充填:采用热牙胶注射仪将牙胶注射于根管内再使用垂直加压器加压充填,每次注射入根管内的长度为 3mm,多次少量回填根管上段直至根管口。

(7)用酒精小棉球将髓室擦拭干净,用丁氧膏暂封窝洞。

(8)拍 X 线片了解根管充填情况。

【注意事项】

1. 使用机用镍钛器械预备根管前,无论根管形态是否复杂、有无弯曲,均需先用手用不锈钢器械疏通根管,确定根管通畅平滑。

2. 机用镍钛器械使用前要检查有无折痕、锈蚀或螺纹松解,以预防和降低器械分离的发生。

3. 所有机用镍钛器械均应在转动状态下进、出根管,以减少扭转折断的发生。器械在根管中应保持上下移动,避免器械在根管弯曲处出现应力集中,以减少疲劳折断的发生。

4. 每支机用镍钛器械到达工作长度后,停留时间不应超过 5s。

5. 每支器械在进入根管前均应使用 EDTA 凝胶进行润滑,使用后均应用大量次氯酸钠冲洗根管,并用 15 号锉针回锉疏通根管,保持根尖孔畅通。

6. 控制机用镍钛器械的使用次数。

7. 在进行热牙胶垂直加压充填时,一定要试好合适锥度合适直径的主牙胶尖,确保主牙胶尖能刚好卡在距根尖 0.5mm 处,且回拉根尖部有阻力,以保证操作时牙胶尖不会超填或被带出。

8. 在进行热牙胶垂直加压充填时,携热器在根管内的加热时间不宜过长,以避免对牙周膜组织的损伤。

9. 使用热牙胶注射仪回填根管时一定要少量多次进行,避免产生气泡。

10. 热牙胶垂直加压充填法适用于预备后能形成根尖止点、具有一定连续锥度的根管,特别是解剖形态不规则的根管,有侧副根管和根尖分歧的根管,有根管峡部结构的根管,发生根管内吸收的根管,轻中度弯曲的根管。

【实验评分】

1. 操作者和仿头模体位,操作者支点,口镜的使用。

2. 使用冠向下法预备根管的过程,包括机用镍钛的使用顺序、预备的手法、根管冲洗的方法、预备的效果、主牙胶尖的选择。

3. 使用热牙胶垂直加压法充填根管的过程,包括根充糊剂的导入方法、主牙胶尖的充填、携热器和垂直加压器的选择和使用、热牙胶的回填、根充的效果。

（张　岚）

实验三十六　离体下颌前磨牙根尖诱导成形术

【目的要求】

1. 掌握下颌前磨牙开髓方法和根尖诱导成形术的操作要点。
2. 了解根尖诱导成形术的原理和适应证。
3. 了解根尖诱导成形术的疗效评估要点。

【实验内容】

1. 离体下颌前磨牙的开髓、根管预备。
2. 离体下颌前磨牙根尖诱导成形术的操作步骤。

【实验用品】

仿真人头模系统、人离体下颌前磨牙石膏灌注模型、裂钻、球钻、高速手机、低速手机、15 号~40 号根管锉、螺旋输送器、检查盘、根管长度测量尺、冲洗针头、5mL 注射器、纸尖、小棉球、1% 次氯酸钠、玻璃离子、氢氧化钙糊剂。

【方法步骤】

根尖诱导成形术是指牙根未完全形成之前,发生牙髓严重病变或根尖周炎症的年轻恒牙,在消除感染或治愈根尖周炎的基础上,用药物诱导根尖部的牙髓和(或)根尖周组织形成硬组织,使牙根继续发育和根尖孔缩小或封闭的治疗方法。

1. 术前准备

(1)术前评估:拍根尖片了解牙根发育的程度,根尖周破坏的程度及范围,结合适应证进行术前评估。

(2)操作前防护:着白大褂、戴帽子、口罩、手套、面罩。

(3)仿头模准备:安放石膏模型。

(4)体位与支点:参照本篇实验二十一。

2. 术中操作

(1)橡皮障隔湿:参照本篇实验二。

(2)常规备洞开髓,建立直线通路,确定工作长度(牙根未发育完全,根管长度测量仪往往无法准确测量长度,需结合根尖片)。

（3）根管预备

1）机械清理:清理根管,去除根管内坏死的牙髓组织。

2）化学预备:主要是通过化学预备,1%次氯酸钠溶液反复彻底冲洗。

（4）药物诱导:根管干燥后导入氢氧化钙糊剂。

（5）玻璃离子严密充填窝洞,防止微渗漏(图1-36-1)。

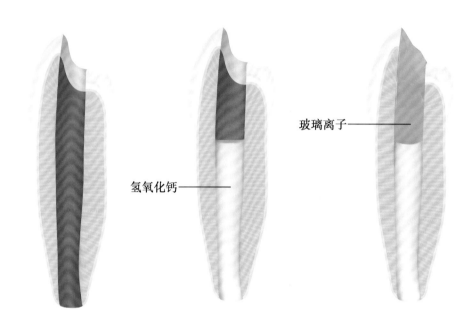

玻璃离子

氢氧化钙

图1-36-1　根尖诱导成形术示意图

3. 术后评估

（1）本实验术后可采取根尖片检查,评估氢氧化钙糊剂是否充满根管。

（2）根尖诱导成形术术后每3~6个月复查一次,直至根尖形成或根端闭合为止,时间可能持续6个月到2年。评估临床症状、根管内诱导药物、牙根长度、根尖孔形态、根尖周等指标的变化情况,必要时及时更换诱导药物或改变治疗计划。

【注意事项】

1. 彻底清除感染物质,并注意保护根尖部残存的生活牙髓及牙乳头等组织,化学预备重于机械预备。

2. 正确把握工作长度,避免将感染物质推出根尖孔或刺伤根尖部组织。

3. 年轻恒牙常根管壁薄弱,要避免过度地机械预备切削牙本质。

【实验评分】

1. 操作者和仿头模位置,操作者支点。
2. 下颌前磨牙开髓洞形及根尖诱导成形术的步骤要点。
3. 根尖片检查根管内药物充填的质量。

(叶玲　杨静)

实验三十七　离体上颌前磨牙根尖屏障术

【目的要求】

1. 掌握上颌前磨牙开髓方法和根尖屏障术操作步骤。
2. 了解根尖屏障术的原理及适应证。
3. 了解手术显微镜的使用方法。

【实验内容】

1. 离体上颌前磨牙的开髓、根管预备。
2. 离体上颌前磨牙根尖屏障术的操作步骤。
3. 根尖屏障术的结果评判。

【实验用品】

仿真人头模系统、人离体上颌前磨牙石膏灌注模型、裂钻、球钻、高速手机、低速手机、15~40号根管锉、垂直加压器、手术显微镜、检查盘、冲洗针头、5mL注射器、纸尖、粘固粉充填器、调拌刀、玻璃板、小棉球、1%次氯酸钠、暂封膏、MTA。

【方法步骤】

因外伤、龋病或发育异常需行根管治疗的年轻恒牙,常规的根管充填常因根尖孔未发育完成不能有效地封闭根尖,最终导致治疗失败。根尖屏障术通过将无机材料(如MTA)置入根尖部,获得致密的根尖封闭,提高年轻恒牙根管治疗的成功率。

1. 术前准备

(1)术前评估:拍根尖片了解牙根发育的程度,根尖周破坏的程度及范围,结合适应证进行术前评估。

（2）操作前防护：着白大褂，戴好帽子、口罩、手套、面罩。

（3）仿头模准备：安放石膏模型。

（4）体位与支点：参照本篇实验二十四。

2. 术中操作

（1）橡皮障隔湿：参照本篇实验二。

（2）常规备洞开髓，建立直线通路，确定工作长度（牙根未发育完全，根管长度测量仪往往无法准确测量长度，需结合根尖片）。

（3）根管预备

1）机械清理：清理根管，去除根管内坏死的牙髓组织。

2）化学预备：主要是通过化学预备，1%次氯酸钠溶液反复彻底冲洗，如有根尖周病变，可根管干燥后采用氢氧化钙糊剂封药2周控制炎症。

（4）形成根尖屏障

1）去除封药，根管干燥。

2）以MTA材料为例，在手术显微镜下将新鲜调制的MTA置于根尖部，将垂直加压器做好标记，适当加压直至根尖段4~5mm填充密实，用纸尖清理根管上段多余的MTA。

3）并将湿棉球置入根管中上段。

4）暂封膏暂封。

（5）拍根尖片，评估根尖封闭的位置及质量。

（6）复诊。

1）MTA固化需4~5小时，一般1~2天复诊，去暂封后根管锉探查材料硬化程度。

2）热牙胶回填后冠部修复（图1-37-1）。

3. 术后评估　定期随访观察疗效。

【注意事项】

1. 彻底清除感染物质。

2. 使用橡皮障、手术显微镜。

3. 正确确定根管工作长度，避免将感染物质推出根尖孔或刺伤根尖部组织。

4. 避免湿棉球与MTA材料直接接触。

5. 年轻恒牙常根管壁薄弱，要避免过度的机械预备切削牙本质，防止侧穿。

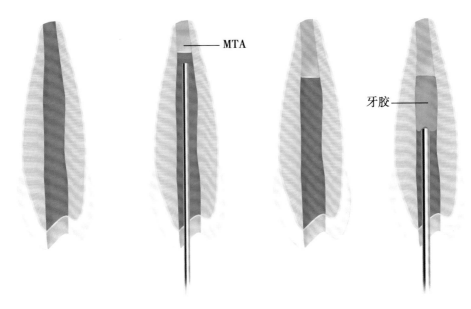

图 1-37-1　根尖屏障术示意图

【实验评分】

1. 操作者和仿头模位置,操作者支点。
2. 上颌前磨牙的开髓洞形及根尖屏障预备的步骤要点。
3. 根尖片检查根尖屏障的位置和充填质量。

(叶　玲　杨　静)

实验三十八　上颌前牙显微根尖外科手术

【目的要求】

1. 了解显微根尖外科手术的适应证及禁忌证。
2. 了解显微根尖外科手术步骤要点。

【实验内容】

观看人上颌中切牙显微根尖外科手术操作视频。

【实验用品】

显微镜、根尖手术包、检查盘、显微口镜、显微探针、镊子、刀柄、刀片、手术剪、持针器、骨膜分离器、挖匙、组织钳、缝针、缝线、超声倒预备器械、Lindemann钻、亚甲蓝、显微充填器、调刀、玻璃板、敷料、生理盐水、MTA。

【方法步骤】

1. 术前准备

（1）术前评估：拍 CBCT，了解上颌中切牙牙根的形态、病变的部位和邻近的如切牙管、鼻底等解剖结构的关系、全身健康情况等，进行术前评估。

（2）确定手术入路及手术范围：依据牙位，根尖病变范围及邻近解剖等。

2. 术中操作

（1）局部麻醉和止血：术区根据具体情况，使用含有血管收缩剂的局麻药，采用浸润或阻滞麻醉。

（2）切口设计：以 21 根尖周病变为例，采用龈沟内全厚三角瓣设计（图1-38-1）（也可采用矩形瓣设计）。包括 1 条龈沟内水平切口和 1 条垂直切口，深度应达骨面。

1）水平切口：从龈沟进入，沿着牙颈部紧贴根面进行切割至牙槽嵴顶，将牙龈组织切开，瓣的大小至少应包括目标牙两边各一颗牙。

2）垂直切口：从垂直于水平切口末端牙的牙冠远中轴角的龈缘开始，到达两牙根间凹陷处，平行牙根长轴，止于附着龈内。

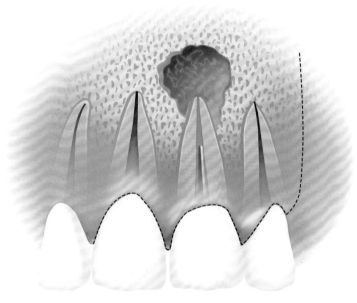

图 1-38-1　手术三角瓣设计示意图

（3）翻瓣：用骨膜分离器翻起黏骨膜瓣，暴露术区骨面（图 1-38-2）。

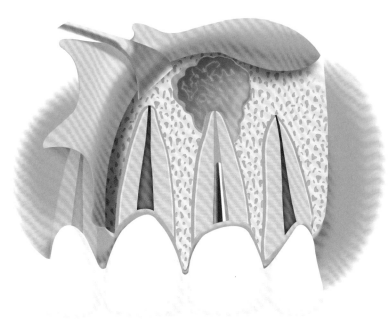

图 1-38-2　翻瓣示意图

（4）去骨：用 Lindemann 钻在相应于根尖区骨面处钻孔，然后扩大该孔。随着显微外科器械的使用，理想的去骨直径约为 4mm 左右，满足器械在骨腔内自由操作即可。

（5）根尖切除及根尖周肉芽刮除。

1）采用 45° 反角涡轮手机及去骨钻距根尖约 3mm 处切除根尖，根尖断面应与牙体长轴小于 10°（图 1-38-3）。

2）用刮匙对附着于牙根尖周围的病变肉芽组织予以彻底刮除（图 1-38-4）。

（6）染色与检查根尖：切除后，将蘸有亚甲蓝的棉棒涂布于牙根截面，生理盐水冲去多余的染料后，显微口镜检查根尖截面。

（7）根尖倒预备：采用超声倒预备工作尖沿牙根长轴向冠方预备一个深约 3mm 的 I 类洞（图 1-38-5），以去除根尖段的充填材料及感染物，并预备出一个利于倒充填的洞形。

（8）根尖倒充填：将生物陶瓷类材料由输送器送至洞口并轻轻加压充填，充填完毕后可用一湿棉球清洁根面，去除多余的倒充填材料，最后可以切换至高倍镜下通过显微口镜检查充填质量（图 1-38-6）。

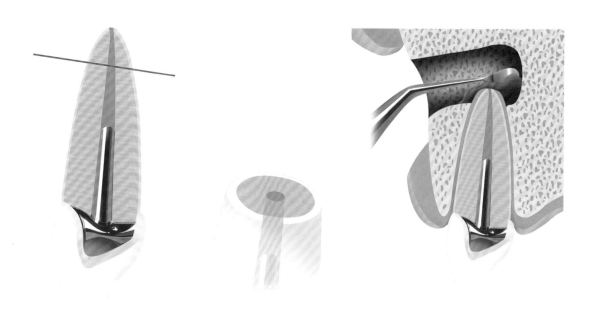

图 1-38-3　根尖切除与根尖暴露截面示意图　　　　图 1-38-4　根尖刮除示意图

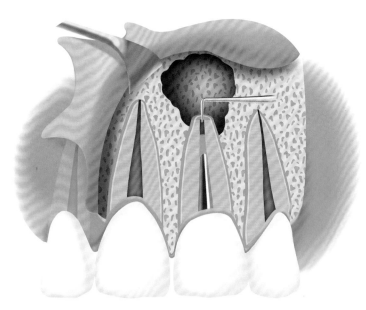

图 1-38-5　根尖倒预备示意图

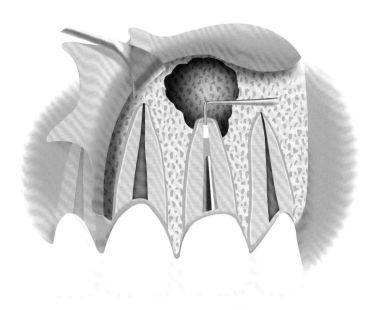

图 1-38-6　根尖倒充填示意图

（9）复位缝合瓣膜：复位之前，需要用生理盐水冲洗术区，去除碎屑，可以根据骨缺损的大小、范围，与邻近组织的解剖关系，使用人工骨、胶原膜，再将瓣膜复位到正确的位置，用浸有生理盐水的湿纱布轻轻按压复位组织，使用 5-0 单丝缝合线间断缝合术区。

3. 术后评估

（1）术后可进行面部冰敷，防止水肿，并保持口腔清洁。

（2）一般 5~7 天后拆线。

（3）定期随访，评估疗效。

【注意事项】

1. 避免损伤临近正常牙根及切牙管、鼻底等解剖结构

2. 瓣设计时需保证瓣的血供充分，垂直切口避免形成锐角瓣。

3. 缝合打结不可位于切口处，防止聚集碎屑和细菌，引发炎症、感染和延迟愈合。

4. 疼痛和肿胀是显微根尖手术最常见的术后反应，术前需与患者进行沟通。术前术后预防性口服止痛、防止水肿的药物如布洛芬可有效缓解疼痛反应。

（叶　玲　杨　静）

第二章　牙周病学实验

实验一　牙周系统检查和病历书写

【目的要求】

1. 初步掌握牙周系统检查的内容。
2. 初步掌握牙周专科病历的书写。

【实验内容】

1. 讲解病史采集的内容。
2. 讲解和示教牙周系统检查的内容（检查方法与记录详见本章实验二）。
3. 讲解和示教牙周专科病历的记录和书写。
4. 分组相互检查并书写牙周专科病历。

【实验用品】

口腔检查盘（包括口镜、镊子和尖探针）、牙周探针、菌斑显示剂、一次性口杯、牙周炎患者的影像学检查（全口根尖片、全景片、殆翼片、CBCT）。

【方法步骤】

（一）病史采集

1. 牙周病史及口腔卫生习惯

（1）主诉：部位＋主要症状＋时间。常见的牙周病主要症状包括牙龈出血、牙龈肿痛、牙松动、咀嚼无力、口臭等。

（2）现病史：从发病到本次就诊时疾病的发生、发展及变化的全过程。应注意询问以往是否患过牙周病、是否明确诊断、牙周病的类型、是否进行过牙周治疗、进行何种治疗及疗效如何等。

（3）口腔卫生习惯相关的内容:有无夜磨牙、紧咬牙、咬硬物等不良习惯;刷牙习惯,如所用牙刷及刷牙的频率、方法等;是否使用其他的菌斑控制方法,如牙线、牙间隙刷、冲牙器、含漱剂等;是否吸烟、吸烟年限、每日吸烟量等。

2. **口腔病史**　询问牙周组织以外的口腔疾病情况。例如,是否存在同时发生在口腔黏膜及牙周组织的疾病(口腔黏膜白斑、扁平苔藓等)。是否曾有过颌骨外伤。是否进行过正畸治疗,正畸治疗的时长及结束时间。是否曾拔牙及拔牙的原因。是否进行过种植治疗,种植体植入的年限、有无后续定期进行种植体维护等;是否曾做过手术等。

3. **系统病史**　特别注意询问影响牙周病发生发展的系统性疾病,如急性和慢性血液病、心血管疾病、糖尿病、高血压、风湿性心脏病或先天性心脏病、甲状腺疾病、肾病、自身免疫性疾病、骨质疏松、肿瘤、心理疾病等。还有一些传染性疾病如肝炎、艾滋病等,不仅可能影响病情变化,而且有助于治疗方案的选择和加强诊疗过程中的防护措施。此外,还应询问目前正在接受何种治疗以及治疗时间,是否使用药物(如抗凝药、皮质类固醇药物和双膦酸盐类药物等)及有无药物过敏。

4. **家族史**　询问患者直系亲属的牙周健康状况。对于怀疑与遗传可能相关的牙周(如掌跖角化-牙周破坏综合征等)或其他颅颌面发育异常疾病,应注意追问家族史。

（二）牙周检查

1. 口腔卫生状况及其他局部刺激物

（1）牙菌斑和软垢的检查:使用直接观察法或牙菌斑染色法(图2-1-1),检

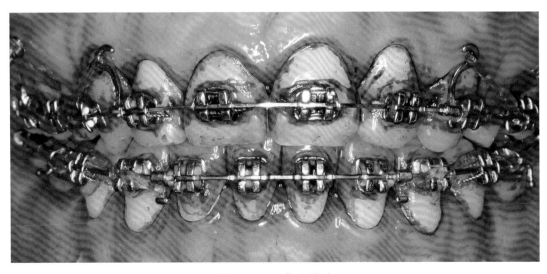

图 2-1-1　菌斑染色

查结果可用菌斑指数和软垢指数表示(详见本章实验二)。

(2)牙石的检查:直视或通过口镜观察牙石在牙面上的覆盖面积,并结合使用探针,在龈沟内沿牙面从远中向近中划动以探查龈下牙石情况。用气枪吹开龈缘有助于观察到龈下牙石。检查结果可用牙石指数表示(详见本章实验二)。

(3)其他局部刺激物如不良修复体、食物嵌塞的检查。

2. 牙龈的检查 牙龈有无炎症,可通过观察其色、形、质变化和探诊后是否出血来判断。牙龈的检查应包括以下 7 个方面。

(1)色:正常牙龈呈现为粉红色。牙龈存在炎症时,可变为鲜红色或暗红色。此外需注意牙龈有无色素沉着等。

(2)形:正常牙龈龈缘菲薄,呈扇贝状包绕牙颈部;附着龈表面有橘皮样凹陷小点的点彩;龈乳头充满于牙间隙。牙龈存在炎症时,可表现为龈缘变厚,龈乳头变圆钝肥大,附着龈点彩消失等。

(3)质:正常牙龈质地致密且坚韧。牙龈存在炎症时,牙龈的张力降低、质地松软(图 2-1-2)。

(4)龈缘位置:正常龈缘位于釉牙骨质界冠方 2~3mm。注意检查有无牙龈退缩,或因龈缘水肿、增生而冠向移位。

(5)牙龈出血:常用的记录方法有牙龈指数、出血指数和探诊出血(详见本章实验二)。

(6)附着龈宽度:指膜龈联合至龈沟底的距离。可通过观察颜色和/或移动性来区分附着龈和牙槽黏膜。

(7)唇、颊系带附着位置有无异常。

3. 牙周探诊

(1)探诊工具:牙周探针,其尖端为钝头,尖端直径约 0.5mm,探针上有刻度。常用的牙周探针(图 2-1-3)有 UNC-15 探针、Williams 探针、WHO(CPI)探针等。

(2)探诊方法

1)改良握笔法握持探针(图 2-1-4)。

2)探诊时要有支点,可以是口内支点也可以是口外支点。

3)探针尖端紧贴牙面,并与牙体长轴平行,避开牙石,直达袋底。探测邻面龈谷区时,探针可紧靠邻面触点并向邻面中央略微倾斜(图 2-1-5)。

4)探入力量为 20~25g。

5)提插式移动探针,围绕每颗牙的每个牙面进行探查以发现袋最深的部位及袋的形态。

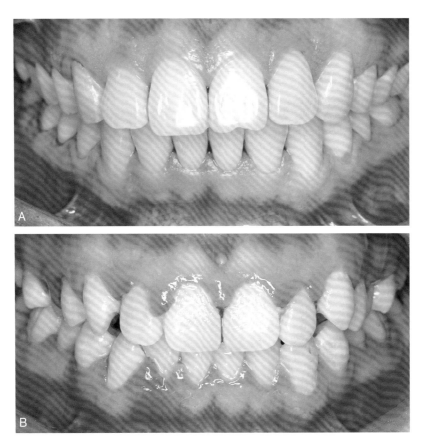

图 2-1-2 牙龈的色形质
A. 正常 B. 存在炎症

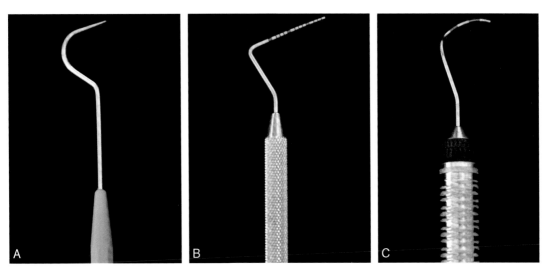

图 2-1-3 牙周检查常用探针
A. 普通尖探针 B. UNC-15 探针:每 1mm 均有刻度标记,每 5mm 有加粗的颜色标记 C. Nabers
根分叉探针:刻度标记为 3、6、9、12mm

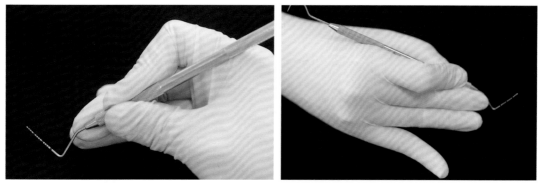

图 2-1-4 牙周探针的握持：改良握笔式握持牙周探针

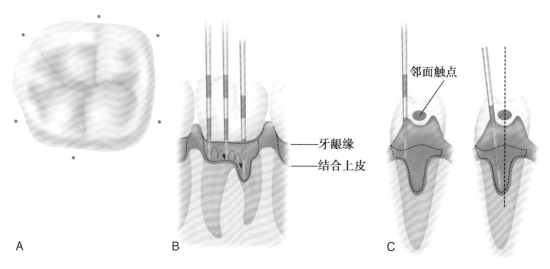

图 2-1-5 探诊要求示意图

A. 按照 6 唇（颊）舌（腭）侧个点探测　B. 提插式移动探针　C. 邻面探诊

6）全口探诊时要按一定顺序进行，避免遗漏。

（3）探诊内容及记录

1）探诊深度（probing depth，PD）：指龈缘至龈沟底或牙周袋底的距离，以 mm 为单位记录。

2）附着水平（attachment level）：指龈沟底或牙周袋底至釉牙骨质界的距离。牙周组织的破坏程度以附着丧失（attachment loss，AL）表示。附着水平的探测及记录方法详见本章实验二。

3）根面探查：探查根面龈下牙石的情况，并探查根面形态、有无龋坏等。

4）探诊出血：探诊后观察并记录牙龈有无出血，计算探诊出血（bleeding on probing，BOP）百分率：BOP%= 出血位点数 / 受检位点数 ×100%；也可采用出血指数（bleeding index，BI）进行记录（详见本章实验二）。

5）根分叉病变的探查：用 Nabers 探针或弯尖探针探查多根牙的根分叉区。下颌磨牙从颊侧和舌侧中央处分别探查；上颌磨牙从颊侧中央，腭侧近中、远中分别探查。检查内容包括是否能探到根分叉区、探入的程度、根分叉的大小、根柱的宽度、有无釉突。还应注意检查根分叉是否暴露。根分叉病变记录方法详见本篇实验二。

4. 牙松动度　用镊子抵住后牙咬合面或夹持前牙切缘，轻轻摇动，观察牙移动的方向和幅度。记录方法详见本章实验二。

5. 咬合关系　主要包括两方面，一是静止状态下的咬合关系，即正中𬌗/牙尖交错𬌗时，观察覆𬌗、覆盖关系是否正常，有无深覆𬌗、深覆盖或反𬌗、对刃𬌗、锁𬌗等，牙排列是否正常，有无拥挤、错位、扭转等；二是观察在前伸或侧向𬌗时，有无早接触、𬌗干扰等。

6. 放射影像学检查

（1）牙槽骨：正常情况下，牙槽嵴顶到釉牙骨质界的距离为 1~1.5mm，不超过 2mm。当超过 2mm 时，则可认为有牙槽骨吸收。骨吸收程度可按照吸收区占牙根长度的比例来记录（图 2-1-6）。

1）Ⅰ度：牙槽骨吸收在牙根的颈 1/3 以内。

2）Ⅱ度：牙槽骨吸收超过根长 1/3，但在根长 2/3 以内，或吸收达根长的 1/2。

3）Ⅲ度：牙槽骨吸收大于根长 2/3。

除了牙槽骨高度外，还应关注牙槽骨吸收的类型（水平型或垂直型）、骨吸收的分布范围、硬骨板的情况、骨密度、牙槽嵴顶的情况、根分叉病变等。

（2）牙周膜间隙：正常牙周膜为宽 0.18~0.25mm 的连续且均匀的线状透射带。牙周炎、𬌗创伤等情况下牙周膜间隙增宽。

（3）其他：观察牙冠、牙根形态，邻面牙石情况，有无牙根吸收、根折及其他牙体、根尖周、颌骨的病变。

（三）牙周专科病历书写

1. 初诊病历　首先应如实记录病历首页的各项内容，包括姓名、性别、出生年月、民族、籍贯、职业、地址、电话、门诊号、就诊日期等。之后，应记录所采集的病史内容及前面所述各项检查的结果。简要内容包括：①主诉；②现病史；③既往史；④家族史；⑤全身健康状况及过敏史；⑥检查。

（1）专科检查的结果（因牙周病常波及多颗牙，甚至全口牙，故常常需要将牙周检查结果记录在专用表上，便于病情的追踪和治疗计划的制定）（图 2-1-7）。

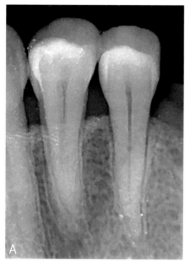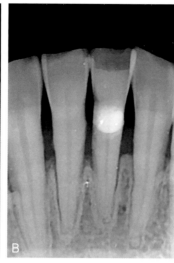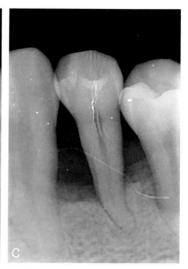

图 2-1-6　根尖片示牙槽骨吸收程度
A.Ⅰ度　B.Ⅱ度　C.Ⅲ度

1）口腔卫生状况及其他不良刺激因素。

2）牙龈组织情况：色、形、质，有无出血、溢脓、牙龈退缩、附着龈过窄。

3）牙周探诊情况：探诊深度、附着水平、探诊出血等。

4）根分叉病变情况。

5）牙松动情况。

6）咬合关系情况。

7）其他口腔、颌面部情况以及牙体疾病、牙列缺损、修复体情况等。

（2）辅助检查的结果：影像学检查、查血化验（血常规检查、凝血功能检查、糖化血红蛋白检查、感染性疾病标志物）的结果。

（3）诊断

（4）初步治疗计划

（5）处置：记录当日处理内容。

（6）医嘱

（7）签名

2. 复诊病历

（1）主诉：上次治疗后的反应和目前存在的主要问题。

（2）检查：同上，重点关注治疗后牙周组织的变化以及目前存在的主要问题。

姓名_____性别_____年龄_____病历号_____X线片号_____

检查日期：_____年_____月_____日

菌斑																	菌斑_____%
溢脓																	BOP　_____%
牙齿松动度																	
根分叉病变																	B / L
BI（出血指数）																	B / L
AL（附着丧失）																	B / L
龈缘-CEJ																	B / L
PD（探诊深度）																	B / L
牙位	8	7	6	5	4	3	2	1	1	2	3	4	5	6	7	8	
PD（探诊深度）																	L / B
龈缘-CEJ																	L / B
AL（附着丧失）																	L / B
BI（出血指数）																	L / B
根分叉病变	—	—	—											—	—	—	L / B
牙齿松动度																	
溢脓																	
菌斑																	

咬合关系：错𬌗拥挤　　　　深覆𬌗　　　深覆盖
　　　　　对刃𬌗　　　　反𬌗

其　　他：

诊　　断：

检查者签名：_____

记录者签名：_____

图 2-1-7　牙周检查记录表

（3）处置:记录当日处理内容。

（4）医嘱

（5）签名

需要注意的是,如果患者有新的诊断,或治疗计划发生变更时,应在复诊病历中记录。

【注意事项】

1. 在认识牙周探针的基础上,重点练习探诊技术,并学会掌握牙周检查记录表的记录方法。

2. 探诊时应注意探针的正确握持、支点、探诊的力量、探入角度等。

3. 若牙石较多影响探诊时,应先去除牙石。

4. 牙周检查的内容繁多,检查时注意不要遗漏,按一定顺序进行。可由一名同学检查,一名同学协助记录。

【实验评分】

填写一个象限的牙周检查记录表,并书写一份完整的牙周病历。

（王　骏　赵　蕾）

实验二　牙周检查与记录

【目的要求】

1. 掌握牙周检查相关的常用临床指标及记录方法。

2. 认识生理或病理状态牙周组织的临床表现。

【实验内容】

1. 讲解和示教牙周检查相关的指标及记录方法。

2. 分组相互检查并记录。

【实验用品】

口腔检查盘(包括口镜、镊子和尖探针)、牙周探针、菌斑显示剂、一次性口杯。

【方法步骤】

（一）口腔卫生状况相关指标的记录

1. 菌斑指数（plaque index，PI，由 Silness 和 Löe 于 1964 年提出）（图 2-2-1A）该菌斑指数不需要菌斑染色，是通过目测加探查的方法获得，主要记录龈缘的菌斑厚度和量。记录方法如下。

0= 龈缘区无菌斑；

1= 龈缘区的牙面有薄的菌斑，但视诊不易见，若用探针尖的侧面可刮出菌斑；

2= 在龈缘或邻面可见中等量菌斑；

3= 龈沟内或龈缘区及邻面有大量软垢。

2. 菌斑指数（由 Quigley 和 Hein 于 1962 年提出，Turesky 等进行改良）

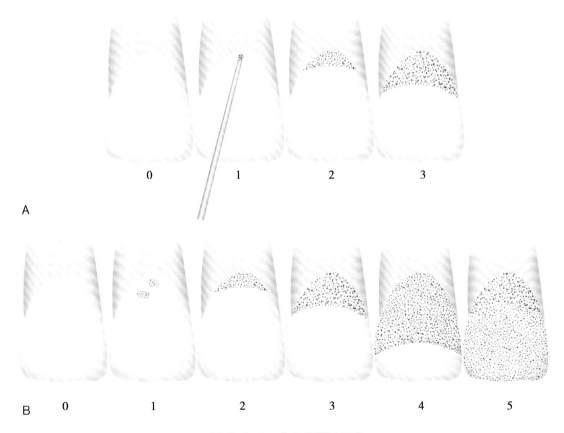

图 2-2-1 菌斑指数（PI）
A. Silness 和 Löe 提出的菌斑指数 B. Quigley 和 Hein 提出的菌斑指数

（图 2-2-1B） 该菌斑指数需要菌斑染色，将菌斑显示剂涂布于牙面，漱口后再检查着色的菌斑在牙面的分布部位和范围。记录方法如下。

0= 牙面无菌斑；

1= 牙颈部龈缘处有散在的点状菌斑；

2= 牙颈部连续窄带状菌斑宽度不超过 1mm；

3= 牙颈部菌斑覆盖面积超过 1mm，但少于牙面 1/3；

4= 菌斑覆盖面积至少占牙面 1/3，但不超过 2/3；

5= 菌斑覆盖面积占牙面 2/3 或 2/3 以上。

3. 软垢指数（debris index，DI，由 Green 和 Vermillion 于 1964 年提出）（图 2-2-2） 将牙面自龈缘至切端三等分，目测软垢占据牙面面积，检查 16、11、26、31 的唇颊面和 36、46 的舌面以代表全口。记录方法如下。

0= 牙面上无软垢；

1= 软垢覆盖面积占牙面 1/3 以下；

2= 软垢覆盖面积占牙面 1/3 与 2/3 之间；

3= 软垢覆盖面积占牙面 2/3 以上。

4. 牙石指数（calculus index，CI，由 Green 和 Vermillion 于 1964 年提出） 软垢指数与牙石指数共同构成简化口腔卫生指数（OHI-S）。牙石指数的检查方法同软垢指数。记录方法如下。

0= 龈上、龈下无牙石；

1= 龈上牙石覆盖面积占牙面 1/3 以下；

2= 龈上牙石覆盖面积在牙面 1/3 与 2/3 之间，或牙颈部有散在龈下牙石；

3= 龈上牙石覆盖面积占牙面 2/3 以上，或牙颈部有连续而厚的龈下牙石。

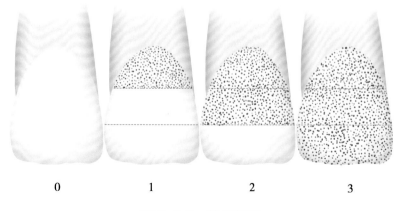

图 2-2-2　软垢指数

（二）牙龈状况相关指标的记录

1. 牙龈指数（gingival index，GI，由 Silness 和 Löe 于 1963、1967 年提出）
（图 2-2-3） 将牙周探针放置于龈缘，并沿龈缘轻轻滑动。记录方法如下。

0= 牙龈健康；

1= 牙龈轻度炎症：牙龈的色有轻度改变并轻度水肿，探诊不出血；

2= 牙龈中等炎症：牙龈色红，水肿光亮，探诊出血；

3= 牙龈严重炎症：牙龈明显红肿或有溃疡，并有自动出血倾向。

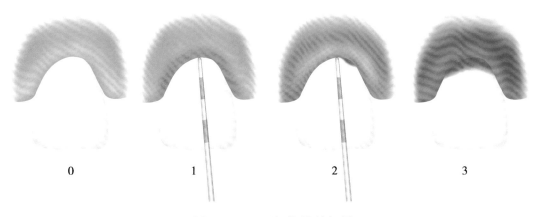

图 2-2-3　牙龈指数的记录

2. 出血指数（bleeding index，BI，由 Mazza 于 1981 年提出）（图 2-2-4） 将
钝头牙周探针轻轻探入龈沟 / 牙周袋底，取出探针 30s 后，观察出血情况。记录
方法如下。

0= 牙龈健康，无炎症及出血；

1= 牙龈颜色有炎症性改变，探诊不出血；

2= 探诊后有点状出血；

3= 探诊出血沿牙龈缘扩散；

4= 出血流满并溢出龈沟；

5= 自动出血。

3. 探诊出血（bleeding on probing，BOP） 根据探诊后是否有出血，记为
BOP 阳性或阴性。有 2 种方法探诊：①牙周探针尖端置于龈缘下 1mm 或更少，
沿龈缘轻轻滑动；②轻轻探到龈沟 / 牙周袋底，取出探针后观察 10~15s。

（三）牙周探诊深度及附着水平的记录（图 2-2-5）

1. 探诊深度（probing depth，PD） 指龈缘至龈沟底或牙周袋底的距离，

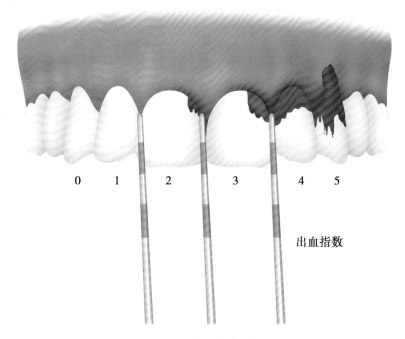

图 2-2-4　出血指数的记录

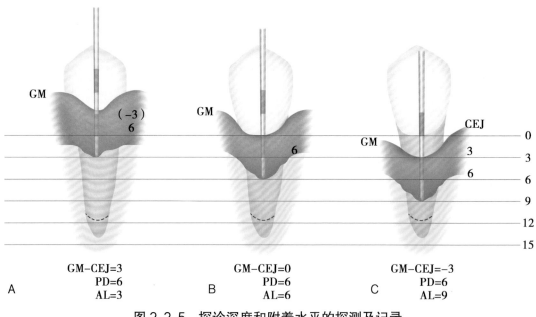

图 2-2-5　探诊深度和附着水平的探测及记录

以 mm 为单位记录。每个牙记录 6 个位点：唇（颊）、舌（腭）侧的近中、中央、远中位点。

2. 附着水平（attachment level）　指龈沟底或牙周袋底至釉牙骨质界的距离。牙周组织的破坏程度以附着丧失（attachment loss，AL）表示。附着水平的探测方法是：在测量 PD 后，探针尖端紧贴牙面退出，探寻釉牙骨质界的位置，并测量龈缘到釉牙骨质界的距离（若龈缘正位于釉牙骨质界处，则记为 0；若龈缘位于釉牙骨质界的根方，则记为负值），用 PD 减去该距离即 AL，以上测量结果均以 mm 为单位记录。

（四）根分叉病变的记录

主要根据探诊和 X 线片来判断病变的程度。

1. Glickman 根分叉病变分度法（图 2-2-6）

Ⅰ度：根分叉区骨质吸收轻微，探针能够探到根分叉的外形，但尚不能水平探入分叉内。此时 X 线片上看不到改变。

Ⅱ度：多根牙的一个或一个以上的分叉区内已有骨吸收，但尚未与对侧相通。

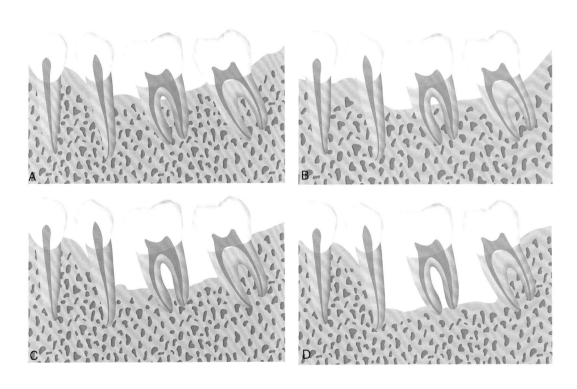

图 2-2-6　Glickman 根分叉病变分度示意图
A. Glickman 根分叉病变Ⅰ度　B. Glickman 根分叉病变Ⅱ度　C. Glickman 根分叉病变Ⅲ度
D. Glickman 根分叉病变Ⅳ度

探针可从水平方向部分进入分叉区内。X线片一般仅显示分叉区有局限的牙周膜增宽,或骨质密度有小范围的降低。

Ⅲ度:根分叉区的牙槽骨全部吸收,形成"贯通性"病变,探针能水平贯通根分叉区,但它仍被牙周袋软组织覆盖而未直接暴露于口腔。下颌磨牙的Ⅲ度根分叉病变在X线片上可见完全的透射区。

Ⅳ度:根间骨隔完全破坏,且牙龈退缩而使病变的根分叉直接暴露于口腔。X线片所见与Ⅲ度病变相似。

2. Hamp 根分叉病变分度法:(图 2-2-7)

Ⅰ度:用探针能水平探入根分叉区,探入深度未超过牙宽度的1/3。

Ⅱ度:根分叉区骨质的水平性破坏已超过牙宽度的1/3,但尚未与对侧贯通。

Ⅲ度:根分叉区骨质已有贯通性的破坏。探针能畅通。

(五) 牙松动度的记录

Ⅰ度松动:松动超过生理动度,但幅度在1mm以内;或仅有颊(唇)舌方向松动。

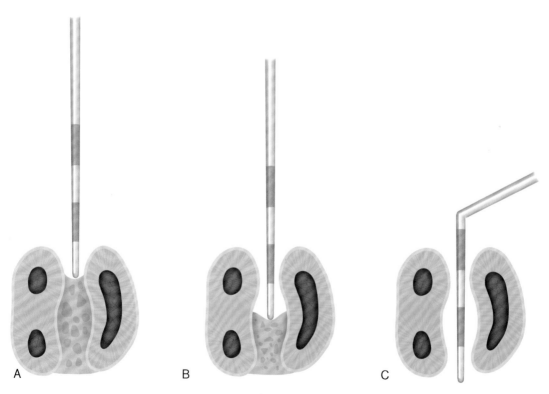

图 2-2-7　Hamp 根分叉病变分度示意图
A. Hamp 根分叉病变Ⅰ度　　B. Hamp 根分叉病变Ⅱ度　　C. Hamp 根分叉病变Ⅲ度

Ⅱ度松动：松动幅度在 1~2mm 间；或存在颊（唇）舌和近远中方向松动。

Ⅲ度松动：松动幅度在 2mm 以上；或颊（唇）舌、近远中方向和垂直方向均松动。

【实验评分】

填写一个象限的牙周检查记录表，需记录详细的相关指标。

（王　骏　赵　蕾）

实验三　龈上洁治术

【目的要求】

1. 掌握龈上洁治器械的正确选择和使用。
2. 掌握龈上洁治术的基本操作方法。

【实验内容】

1. 讲解不同洁治器械特点。
2. 讲解龈上洁治术的操作方法和注意事项。
3. 教师在仿头模上示教龈上洁治术。
4. 学生在仿头模上练习龈上洁治术。

【实验用品】

口腔检查盘，包括口镜、镊子和尖探针；龈上洁治器，包括直角形、大镰刀形、弯镰刀形（牛角形）1 对、锄形（1 对）；仿头模；带有牙石的牙周病学教学实习模型。

【方法步骤】

1. 洁治器的辨认　手用洁治器由柄、颈和工作端组成。常用洁治器工作端的形状为镰形和锄形（图 2-3-1）。

（1）镰形洁治器：工作端外形如镰刀，横断面为等腰三角形，有两个切割刃，顶端呈尖形。

1）前牙镰形洁治器：呈直角形或大弯形，其工作端、颈、柄在同一平面上。

主要用于唇(颊)、舌面牙石的刮除。

2）后牙镰形洁治器:弯镰刀形(牛角形),柄、颈和工作端不在同一平面,在颈部呈现两个角度,左右成对,方向相反。主要用于后牙邻面牙石的刮除。

（2）锄形洁治器:左右成对,为线形单侧刃。多用于去除颊舌面的细小牙石和色素。

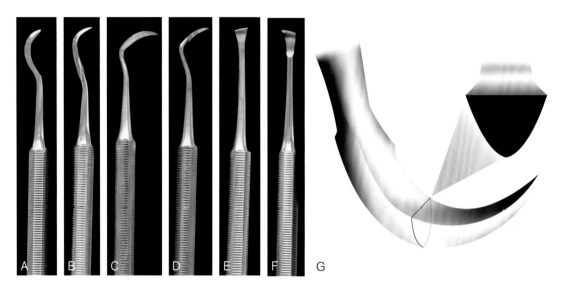

图2-3-1　牙周龈上手用洁治器

A、B.前牙镰形洁治器　　C、D.后牙镰形洁治器　　E、F.锄形洁治器　　G.镰型洁治器横截面示意图

2. 龈上洁治术的操作要点

（1）体位(图2-3-2)

1）仿头模体位:洁治上颌牙列时上颌平面与地面成45°~90°,洁治下颌牙列时下颌平面基本与地面平行,工作部位应与术者肘部平齐。

2）术者体位:脚底放平,大腿与地面平行,保持颈背部直立,双肘关节贴近腰部,高度平齐仿头模口腔。根据洁治牙位不同,术者可在患者的7~14点位置。一般在同一体位做完一组牙的某一侧后,再变换体位。

（2）器械的选择:根据洁治的牙位选择正确的洁治器。

1）前牙镰形洁治器:任一均可。

2）后牙镰形洁治器:三角形底朝向冠方,尖朝向牙间隙,柄朝向口外,工作颈与牙长轴平行。

3）锄形洁治器：锐角朝向龈方。

4）前牙对角开：同一器械刀刃可用于同一牙的对角面。

5）后牙对半开：后牙洁治器的选择为左右相反，上下相反，斜线相同。

（3）器械的握持：以改良握笔法握持洁治器，即中指腹（注意不是中指侧面）紧贴洁治器的颈部，示指弯曲位于中指上方，握持器械柄部，拇指腹紧贴柄的另一侧，并位于中指和示指指端中间处。

（4）支点的建立

1）口内支点：将中指/无名指放在邻牙上，支点位置应尽量靠近被洁治的牙（邻牙支点）（图2-3-3）。此外，口内支点还有同颌对侧支点、对颌牙支点、指-指支点。

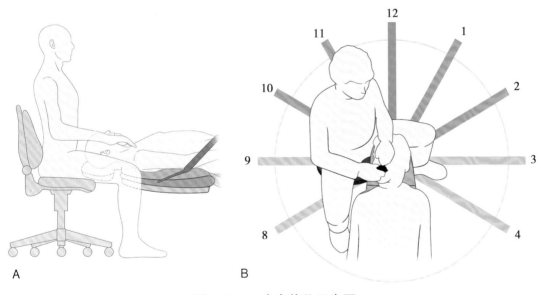

图2-3-2　术者体位示意图

2）口外支点：以多手指接触面颊部，尽量增加稳定性。

（5）器械的放置和角度：将洁治器工作端末1/3（尖端1~2mm）的工作刃紧贴牙面，放入牙石的根方，洁治器工作面与牙面成45°~90°，以70°~80°左右最为合适。

（6）用力方式：主要是肘、腕、前臂共同用力，通过前臂-腕部转动发力，而非手指单独用力。在要求动作精细处也可用指力，一般只用于轴角处或窄根的唇舌面。

（7）用力方向：一般是向冠方用力，也可以是斜向或水平方向（图2-3-4），但

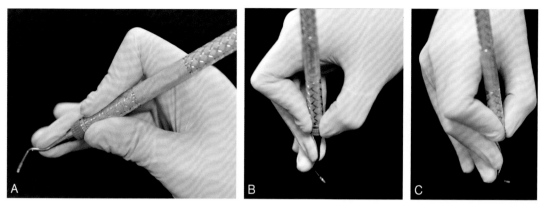

图 2-3-3　改良握笔法及支点

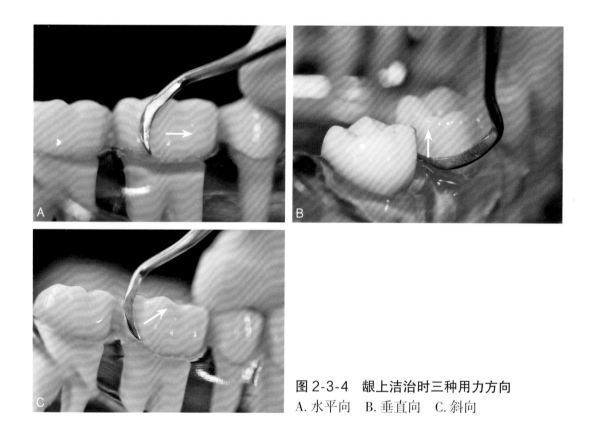

图 2-3-4　龈上洁治时三种用力方向
A. 水平向　B. 垂直向　C. 斜向

不得向牙龈方向用力。注意避免层层刮削牙石。

（8）器械的移动：以小幅度、连续、重叠的动作去除牙石，即完成一次洁治动作后，移动器械至下一个洁治部位，部位之间要连续、重叠，器械移动范围以1~2mm为宜。器械移动过程中，工作端尖端应始终接触牙面，注意保护牙龈。

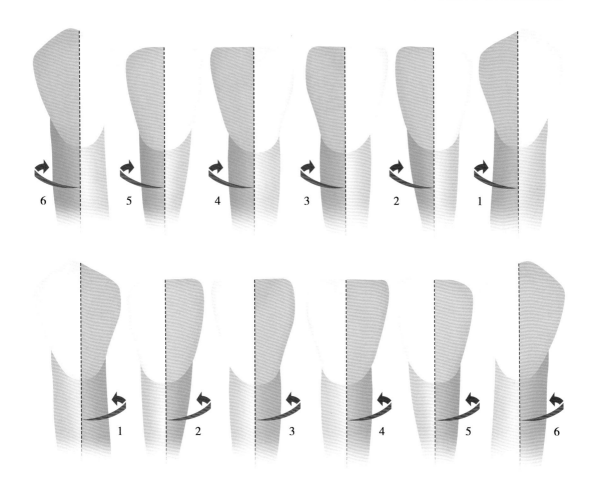

图 2-3-5　龈上洁治顺序示意图

（9）按序进行，以免遗漏：将全口牙分为 6 个区段，有计划地逐区进行洁治，避免遗漏牙面（图 2-3-5）。

（10）洁治后检查和处理：洁治完成后用尖探针检查有无残留牙石，特别是邻面。此外，还应检查模型上的牙龈有无损坏。用 3% 过氧化氢溶液冲洗或擦洗洁治区域。

【注意事项】

1. 洁治时需要建立稳固的支点，避免牙龈损伤。
2. 洁治时注意使用前臂-腕部转动的发力方式，尽量避免单纯用指力。
3. 洁治时将洁治器尖端放入牙石根部，整块去除，避免层层刮削。

【实验评分】

评分标准	考核评分
（1）患者体位（5分）	
（2）术者体位（5分）	
（3）器械的选择（10分）	
（4）改良握笔式握持器械（10分）	
（5）支点（10分）	
（6）器械的放置和角度（10分）	
（7）用力的方式（10分）	
（8）用力的方向（10分）	
（9）洁治后检查和处理（10分）	
（10）牙石是否去除干净（10分）	
（11）牙龈是否损伤（10分）	
合计	

（王　骏　赵　蕾）

实验四　龈下刮治术和根面平整术

【目的要求】

1. 掌握龈下刮治器械的正确选择。

2. 熟悉龈下洁治术和根面平整术的基本操作方法和对不同区域牙洁治的体位和方法。

【实验内容】

1. 讲解刮治器的辨认及龈下刮治术和根面平整术的操作方法。

2. 教师在仿头模上分组示教龈下刮治术和根面平整术。

3. 学生在仿头模上练习龈下刮治术和根面平整术。

【实验用品】

口腔检查盘,包括口镜、镊子和尖探针;龈下刮治器,包括通用刮治器、Gracey刮治器;仿头模;带有根面牙石的牙周病学教学实习模型。

【方法步骤】

1. **刮治器的辨认**　常用的刮治器械种类为匙形刮治器。最早的匙形刮治器(通用刮治器)由颈末端直接延伸,断面为半椭圆形,底部呈圆滑的凸面,两侧均为工作刃,工作面与器械颈部成90°。20世纪40年代,Gracey医师在传统刮治器基础上进行了改良,将其内面与颈末端进行了20°扭转,从而使工作面与器械颈部成70°。

（1）通用刮治器:有前后牙之分,但每支适用于该牙的各个面。

1）适用于前牙者:颈部弯曲度较小,利于进入前牙的牙周袋(图2-4-1A)。

2）适用于前磨牙者:颈部有一定的弯曲度。

3）适用于磨牙者:颈部弯曲度更大,呈半圆形。

（2）区域特定型刮治器:每一支刮治器适用于特定牙的特定牙面。以Gracey刮治器最为常见(图2-4-1B)。需要注意的是,Gracey刮治器只有单侧为工作刃,辨认方法是:握持器械,工作端尖端正对术者,使末端柄垂直于地面,可

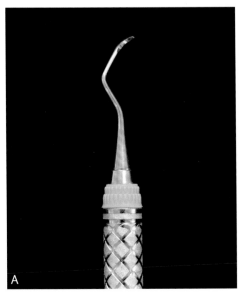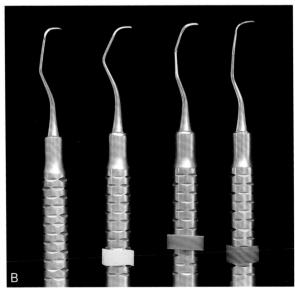

图2-4-1　牙周手用龈下刮治器
A. 通用型刮治器　B. Gracey刮治器

发现一侧切割刃比另一侧切割刃更低、更靠近地面,较低的切割刃为工作刃。图 2-4-2 是通用型和 Gracey 刮治器的特点示意图。

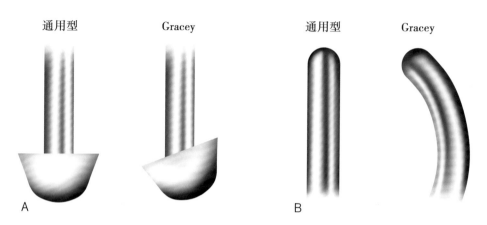

图 2-4-2　通用型和 Gracey 刮治器的特点示意图
A. 工作段与器械工作颈的角度:通用型为 90°,Gracey 为 70°　B. 工作段的侧刃形状:通用型两侧工作刃平行,两侧均可使用;Gracey 两侧刃长度不一致,外侧长刃为工作刃

　　每支刮治器只适用于一个或数个特定的部位和牙面。最常用的有 4 支(图 2-4-3,图 2-4-4)。

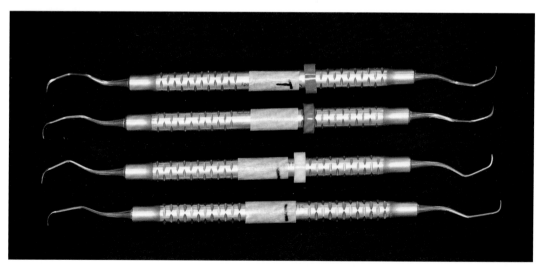

图 2-4-3　常用的 Gracey 刮治器
第一支为用于前牙的 Gracey[#]5/6,黄标为用于后牙颊、舌面的 Gracey[#]7/8,红标为用于后牙的近中面 Gracey[#]11/12,蓝标为用于后牙的远中面 Gracey[#]13/14。

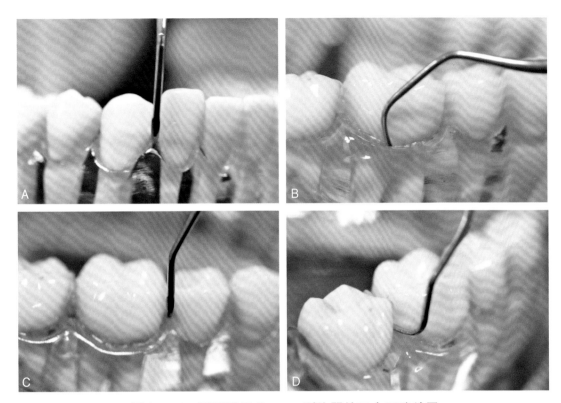

图 2-4-4　不同型号 Gracey 刮治器的口内正确放置
A. Gracey#5/6　B. Gracey#7/8　C. Gracey#11/12　D. Gracey#13/14

1）Gracey#5/6 用于前牙。

2）Gracey#7/8 用于后牙颊、舌面。

3）Gracey#11/12 用于后牙近中面。

4）Gracey#13/14 用于后牙远中面。

2. 龈下刮治术的操作要点

（1）探查：刮治前应探查牙周袋的形态和深度，龈下牙石的量和部位。

（2）器械的选择与握持：选择合适的刮治器型号，以改良握笔法握持刮治器。

（3）支点的建立：以中指与无名指贴紧共同作支点，将指腹支放在邻近牙上。支点要稳固。

（4）器械的放置和角度：若为 Gracey 刮治器，应按照上述方法认请工作刃。将刮治器工作刃的平面与牙根面平行，到达袋底后，与牙根面逐渐成 45°，以探查根面牙石，探到牙石根方后，随即改变角度，与根面形成 80°，向冠方用力，刮除龈下牙石（图 2-4-5）。

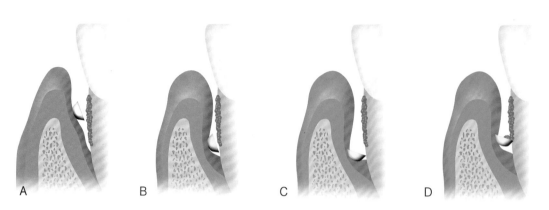

图 2-4-5　龈下刮治时器械放置的角度
A.刮治器以 0° 进入牙周袋　B.刮治器进入袋底,工作刃放置于龈下结石根方　C.改变角度,使工作刃与根面呈 80°　D.向冠方发力,刮除龈下结石

　　在去除牙石过程中,Gracey 刮治器的颈下段(lower shank)(图 2-4-6)应与牙体长轴平行,保证工作刃尖 1/3 与根面贴合。

　　(5)用力方式:向根面施加可控的侧方压力,主要借助前臂-腕的转动,通过"爆发力",将牙石刮除,尽量整体刮除,避免层层刮削。刮治方向以冠向为主,牙周袋较宽时可斜向或水平向运动(图 2-4-7)。

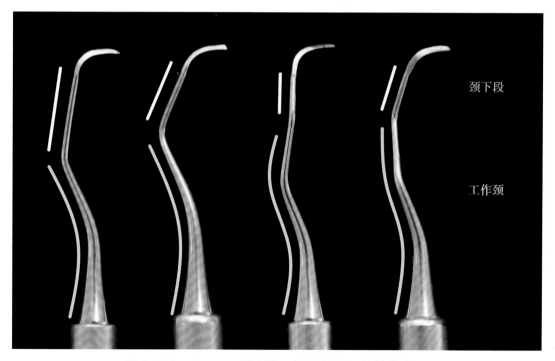

图 2-4-6　Gracey 刮治器工作颈和颈下段的模式图

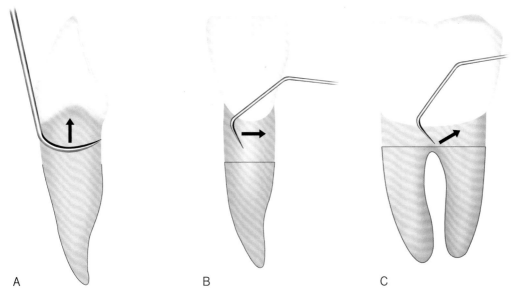

图 2-4-7　龈下刮治用力方向示意图
A.冠向　B.水平向　C.斜向

（6）器械的移动：与龈上洁治术类似，以小幅度、连续、重叠的动作去除牙石。

（7）根面平整：刮除牙石后，继续刮除腐败软化的牙骨质表层，去除根面的玷污层，直到根面光滑坚硬为止。但要注意不要过度刮除根面，避免术后敏感。

（8）刮治后检查和处理：刮治完成后用尖探针检查有无残留龈下牙石，根面是否光滑坚硬。此外，还应检查模型上的牙龈有无损坏。用 3% 过氧化氢溶液冲洗牙周袋。

【注意事项】

1. 要根据刮治的部位正确选择器械，并准确辨认刮治器的工作刃。
2. 操作时要十分小心，避免损伤牙龈组织。
3. 刮治后仔细检查，避免遗漏牙石。

【实验评分】

评分标准	考核评分（根据不同区段）					
	上颌前牙	下颌前牙	右下后牙	左下后牙	右上后牙	左上后牙
（1）牙周袋和龈下牙石的探查（5分）						
（2）器械的选择和工作刃的辨认（15分）						
（3）器械的握持（10分）						
（4）支点（10分）						
（5）器械放入角度（5分）						
（6）器械工作角度（10分）						
（7）用力的方式（10分）						
（8）用力的方向（10分）						
（9）刮治的幅度（5分）						
（10）刮治的连续性（5分）						
（11）牙石是否去除干净（10分）						
（12）根面是否光滑（5分）						
合计						

（王　骏　赵　蕾）

实验五　超声波龈上洁治术和龈下刮治术

【目的要求】

1. 掌握超声波洁牙机的组成、工作原理及常用超声波工作尖的正确选择。
2. 掌握超声龈上洁治术和龈下刮治术的操作步骤和操作要点。

【实验内容】

1. 讲解超声波洁牙机的工作原理和常用工作尖。

2. 临床示教超声龈上洁治术和龈下刮治术。

3. 互相练习超声洁上洁治术。

【实验用品】

口腔检查盘包括口镜、镊子和尖探针,一次性口杯,超声波洁牙机,已消毒灭菌的超声工作手柄及工作尖(A尖、B尖、P尖及PS尖),低速弯机头,抛光杯,抛光膏,3%过氧化氢溶液,冲洗器。

【方法步骤】

1. **工作原理**　超声波洁牙机由超声波发生器(即主机)和换能器(即手柄)组成,发生器将高频电能转换为超声振动(每秒2.5万~3万次以上),通过换能器上工作头的高频振荡而击碎牙石、去除菌斑、消除色素。超声波龈上洁治术和龈下刮治术是利用超声波洁牙机去除龈上和龈下牙石、菌斑和软垢,然后用抛光器械将牙面抛光。根据换能器不同,超声波洁牙机分为两类(图2-5-1)。

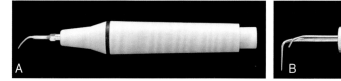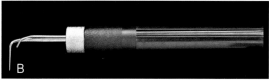

图 2-5-1　不同工作原理的超声波洁牙机手柄
A.压电陶瓷类　B.磁致伸缩类

(1)压电陶瓷式:工作尖的振动模式为线性。注意用工作尖的侧面末端2~3mm与牙面接触,可以获得最佳效能并避免撞击牙面。避免用工作尖的凹面或凸面、工作尖最尖端与牙面接触,以免对牙面造成损伤。

(2)磁致伸缩式:工作尖的振动模式为椭圆形。其获得最佳效能的位置是工作尖末端2~3mm。避免用工作尖最尖端与牙面接触,以免对牙面造成损伤。

2. **超声波工作尖的辨认**　超声波洁牙机的工作尖有多种形状,可根据牙石的大小、操作的部位等来选择。

常用的压电陶瓷类洁牙机的工作尖包括A尖、B尖、P尖及PS尖(图2-5-2)。也有可用于瓷修复体和种植体的碳纤维尖、钛尖等。

(1)A尖:工作端呈三角尖形、较短,工作刃为工作端前2~3mm的两侧刃。可用于去除龈上、龈沟浅部、邻面的牙石和色素。

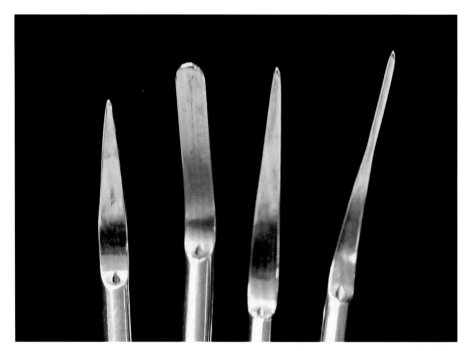

图 2-5-2　压电陶瓷类超声洁牙机的常用工作尖
（从左往右依次为 A 尖、B 尖、P 尖、PS 尖）

（2）B 尖：工作端顶端呈弧形，工作面为弧形尖端。可用于去除颊舌面的大块龈上牙石和光滑面的色素。使用时，需降低机器功率。

（3）P 尖：较 A 尖细长、扁平，工作刃为工作端前 2~3mm 的两侧刃。可用于浅牙周袋的龈下刮治。

（4）PS 尖：最为细长，工作刃为工作端前 2~3mm 的两侧刃。可用于深牙周袋（探诊深度 >5mm）的龈下刮治。

3. 超声龈上洁治术的操作步骤和要点

（1）术前询问有无血液病史、肝炎等传染病史，抗血小板及抗凝类药物服用史及其他全身情况，必要时进行实验室检查。特别注意询问是否戴有心脏起搏器，起搏器的类型是否具有屏蔽装置，以确定是否适合超声治疗。

（2）患者术前用 3% 过氧化氢溶液或 0.2% 氯己定漱口液鼓漱 1 分钟。术者应穿着高领长袖的治疗衣，佩戴帽子、口罩、护目镜及手套。

（3）术者选择并连接合适的工作尖，踩动洁牙机脚踏开关，检查手机是否喷水、工作头是否振动。调节水量，使喷水呈雾状为宜。选择能有效去除牙石、菌斑的最小功率。

（4）每天使用前应踩动超声洁牙机脚踏开关，让水冲洗手柄和管路 2 分钟，以减少管路内的微生物量。每个患者使用前后也要冲洗管路 1 分钟。

（5）体位:同本篇实验三。

（6）用握笔法或改良握笔法轻持手柄。根据操作部位建立口内或口外支点。

（7）尽量使工作尖长轴与牙面接近平行（0°~15°）。工作尖的侧面轻轻接触牙石,不要施加过大压力。过大压力不会提高洁治效率甚至使工作尖停止振动,并可能造成牙面损伤。洁治过程中,工作尖要不停移动,动作要短而轻,避免将工作尖停留在一点上振动。与手用器械龈上洁治类似,应以小幅度、连续、重叠的动作去除牙石(图 2-5-3)。

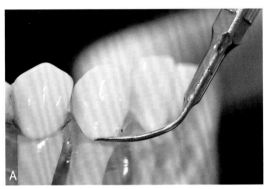
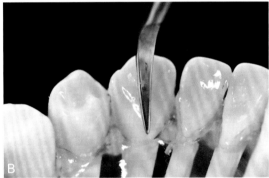
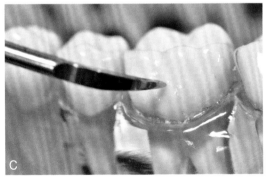

图 2-5-3　超声工作尖的操作放置要求
A. 正确　B. 错误　C. 错误

（8）洁治应按一定顺序进行,避免遗漏。

（9）超声治疗过程中,同步使用吸唾器吸唾。

（10）洁治后嘱患者漱口。

（11）检查:用尖探针仔细检查有无遗漏牙石。

（12）冲洗:局部用 3% 过氧化氢溶液,0.2% 氯己定溶液交替冲洗。

（13）抛光:低速手机安装抛光杯,蘸取抛光膏放于牙面,略加压力使杯缘稍变形并低速旋转,抛光牙面(图 2-5-4)。

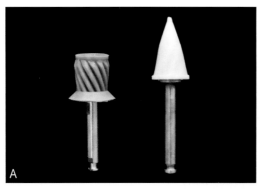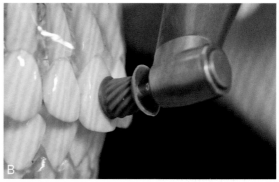

图 2-5-4　龈上抛光杯

A. 常用的抛光杯　　B. 抛光杯的放置

（14）结束治疗：拆卸和整理器械，嘱患者术后注意事项。

4. 超声龈下刮治的操作要点　超声龈下刮治的方法和步骤与超声龈上洁治基本相同，与之不同之处如下：

（1）并不是所有牙都需要龈下刮治，龈上洁治后 PD 仍≥4mm 且有龈下牙石和 / 或探诊出血的部位，应予以龈下刮治。

（2）因不能直视，操作前应探明牙周袋的深度和形态、根面凹陷、牙石的部位和量等。

（3）深牙周袋在刮治前可酌情行局部麻醉。

（4）功率通常低于超声龈上洁治术，应选择低、中档功率，并持续喷水冷却，水流速率至少 20~30mL/min。

（5）操作动作要轻巧，侧向压力要小，并随时用探针检查根面。

（6）全口广泛存在深牙周袋者，通常分次、分区段完成龈下刮治。

（7）注意有急性炎症感染、化脓等状况时，不宜进行超声龈下刮治术。

【注意事项】

1. 注意关注患者的全身状况，排除超声波龈上洁治术和龈下刮治术的禁忌证。

2. 常规金属超声工作尖不能用于钛种植体表面的治疗。

3. 超声洁牙机使用时应强调无菌操作原则，以防止交叉感染和院内感染。

【实验评分】

评定临床超声波洁治术的基本操作技能及结果。

（赵　蕾）

实验六　松牙固定术

【目的要求】

1. 掌握松牙固定的指征和种类。

2. 熟悉牙周炎松牙固定的暂时性固定方式,并了解粘接固定方法。

【实验内容】

1. 讲解松牙固定的指征和时机。

2. 讲解和展示不同种类的松牙固定夹板。

3. 讲解和示教纤维夹板进行松牙固定的方法。

4. 分组在模型上进行纤维夹板的松牙固定术操作。

【实验用品】

口腔检查盘(包括口镜、镊子和尖探针)、直剪、松动牙模型、酸蚀剂、粘接剂、光敏树脂、纤维带、光固化灯、小棉球、酒精、高速涡轮手机、金刚砂车针、抛光杯。

【方法步骤】

纤维夹板固定的操作方法:将固定区清洁、隔湿(最好使用橡皮障),对固定牙的牙面依次进行消毒、酸蚀、清洗、干燥。准备与固定区域长度相当的纤维带,在固定牙牙面涂布粘接剂并光照数秒,放置纤维带并涂布流动树脂,光照后修整外形、调𬌗、抛光(图 2-6-1)。

【注意事项】

1. 松牙固定中注意应保持牙于原有位置,不可有牵拉移位等力量,以免造成新的创伤,甚至引起急性疼痛。松动牙固定后应即刻检查有无新的创伤𬌗,特别是有早接触点存在时,应及时予以调𬌗。

2. 固定时一定要选择松动牙两侧稳定的基牙(一侧至少一颗健康牙作为基牙)一起固定。

3. 事先准确测量纤维带的使用长度。可先用牙线作为参照,放在所需固定的牙的牙面,测量其长度,(应略长于固定区域),裁剪相应长度的纤维带,备用。

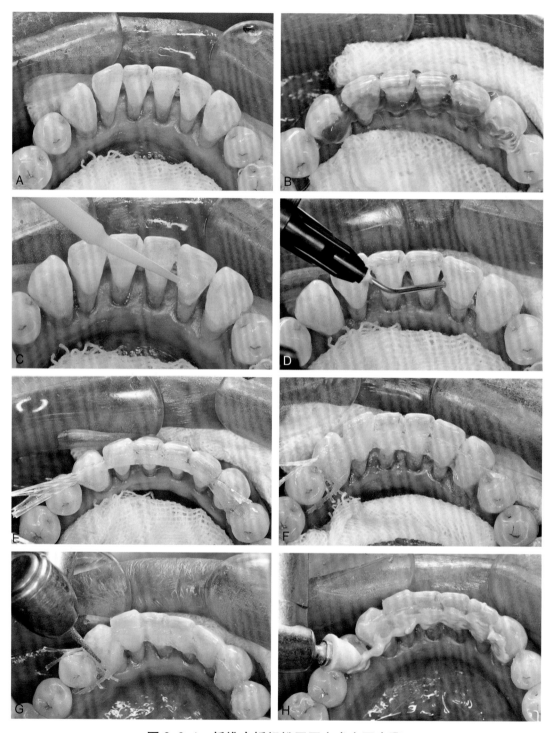

图 2-6-1　纤维夹板行松牙固定术主要步骤

A.清洁、隔湿、消毒后的牙面　B.使用酸蚀剂酸蚀牙面　C.酸蚀后,牙面涂布粘接剂,并进行光照　D.牙面涂布透明粘接树脂　E.放置纤维条带于舌面接触区和舌隆突之间　F.光照固位纤维条带　G.使用高速手机去除多余的纤维条带,并修整毛边　H.调𬌗后,抛光纤维条带表面和牙面

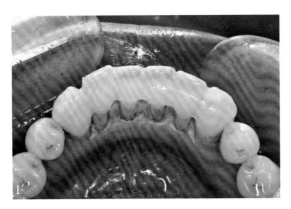

图 2-6-1(续)
I. 松牙固定完成

4. 纤维带位置一般位于前牙的接触区和舌隆突之上,后牙区一般在冠中 1/3 的位置,应不影响咬合和患者的口腔卫生维护。

5. 粘接固定时注意保留龈外展隙,便于口腔卫生维护。

6. 松牙固定后应加强口腔卫生指导,教会患者如何保护好牙周夹板以及有效控制菌斑,不用其咬过硬的食物等。嘱患者注意口腔卫生,定期观察。

【实验评分】

在模型上完成一组牙的纤维夹板松牙固定术,评判固定效果。

(王　骏　赵　蕾)

实验七　牙周缝合技术

【目的要求】

1. 熟悉牙周手术常用缝合技术的种类。
2. 掌握间断缝合、悬吊缝合技术。
3. 熟悉水平褥式缝合技术。

【实验内容】

1. 讲解牙周手术常用的缝合技术。
2. 在模型上示教牙周手术的各类缝合技术。
3. 在模型上练习牙周手术缝合技术。

【实验用品】

牙周缝合模型,缝针、缝线,持针器,镊子,线剪。

【方法步骤】

1. 牙间间断缝合　适用于颊舌两侧龈瓣张力相同、位置高度相同者。

方法:从颊(唇)侧龈瓣乳头的外侧面进针并穿过龈瓣,然后将针通过牙间隙至舌侧,从舌侧龈瓣的伤口面进针并穿过龈瓣(称为环形间断缝合),或从外侧面进针穿过龈瓣(即 8 字间断缝合)(图 2-7-1),线再穿回牙间隙,在颊侧的邻面处打结。

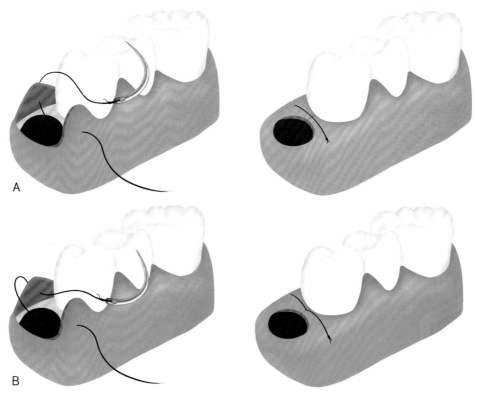

图 2-7-1　间断缝合
A. 环形间断缝合示意图　B. 8 字间断缝合示意图

2. 悬吊缝合　是利用术区的牙来悬吊固定龈瓣,而不是将颊舌侧龈瓣直接拉拢缝合。适用于颊舌侧龈瓣高度不一或两侧张力不等时,或仅在牙的一侧有瓣者。可分为单个牙的双乳头悬吊缝合和连续悬吊缝合(图 2-7-2)。

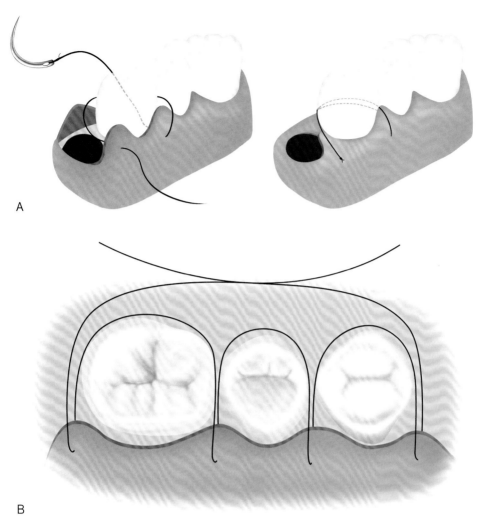

图 2-7-2　悬吊缝合

A. 单个牙双乳头悬吊缝合示意图　B. 单侧连续悬吊缝合示意图

（1）单个牙的双乳头悬吊缝合：从瓣的近中龈乳头外侧面进针穿过龈瓣，然后将针穿过近中牙间隙，围绕牙面并穿过远中牙间隙，再从同侧远中龈乳头外侧面进针穿过龈瓣，然后将针穿过远中牙间隙，再围绕牙面并绕回近中牙间隙，在瓣一侧的近中邻面打结。

（2）连续悬吊缝合：基本方法同单牙悬吊缝合，只是缝合远中龈乳头后并不绕回该牙的近中，而是继续绕至下一个牙的另一个龈乳头，连续下去直至术区最远中的一个龈乳头，然后绕术区远中牙一周后，绕回术区近中打结（单侧连续悬吊缝合）；或绕至另一侧时，从远中向近中对另一侧的龈瓣进行连续悬吊缝合，回到近中后，在近中打结（双侧连续悬吊缝合）。

3. 水平褥式缝合适用于两牙间有较大缝隙或龈乳头较宽时，为使龈瓣能更好地贴合骨面，可进行水平褥式缝合。

【注意事项】

1. 操作时要十分小心，注意不要伤及自己。
2. 应注意对器械的保护。
3. 缝合时应注意进针点位于牙间乳头三角区域的基底部（图2-7-3）。

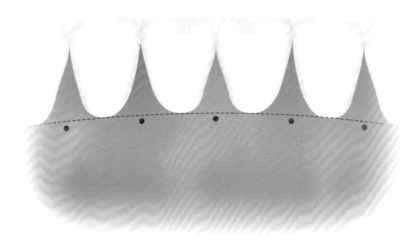

图 2-7-3 进针点示意图

【实验评分】

1. 在模型上完成牙间环形间断缝合、8字间断缝合、单个牙双乳头悬吊缝合、单侧连续悬吊缝合、双侧连续悬吊缝合。
2. 绘图表示双侧连续悬吊缝合、水平褥式缝合的缝线走向。

（赵　蕾）

实验八　牙龈切除术

【目的要求】

熟悉牙龈切除术的基本步骤，了解基本操作技术。

【实验内容】

1. 讲解牙龈切除术的基本操作要点。
2. 观看牙周手术录像。
3. 在动物颌骨或手术模型上示教牙龈切除术的操作步骤及要点。
4. 在动物颌骨或手术模型上练习牙龈切除术。

【实验用品】

牙周手术器械（口镜、尖探针、镊子、牙周探针、印迹镊、11 号尖刀片、15C 号和 15 号圆刀片、刀柄、斧形刀、柳叶刀、龈乳头刀、骨膜分离器、Gracey 刮治器、组织剪）（图 2-8-1）；动物颌骨（新鲜猪或羊的上下颌）或牙周手术模型、牙周塞治剂、0.9% 生理盐水、冲洗器、棉卷。

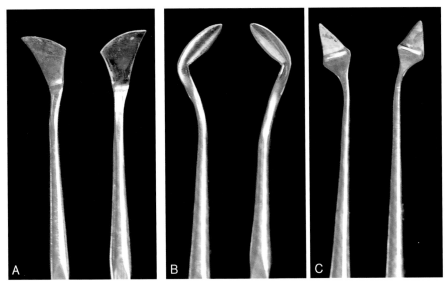

图 2-8-1　牙龈切除术常用手术器械
A. 斧形刀　　B. 柳叶刀　　C. 龈乳头刀

【方法步骤】

牙龈切除术

（1）术前准备：让患者用 0.2% 氯己定液含漱，清洁口腔，并进行麻醉和常规消毒铺巾。

（2）切口位置的标定：在术区每个牙唇（颊）侧牙龈的近中、中央、远中处分别做标记点,各点连线即为袋底位置,作为切口的依据。切口位置应位于此线的根方 1~2mm 处。

1)镊记法:将印记镊的直喙插入至袋底,弯喙对准牙龈表面,两喙并拢,弯喙刺破牙龈形成标记点(图 2-8-2A~C)。

2)探针法:用探针探查袋底位置,再在牙龈表面相当于袋底处用尖探针刺破一点作为标记(图 2-8-2D、E)。

(3)切口:使用 15 号刀片或斧形龈刀,将刀刃斜向冠方,与牙长轴成 45°外斜,在已定好的切口位置上切入牙龈,直至根面。注意应一刀切透,避免反复切割(图 2-8-3)。

(4)切除牙龈时多采用连续切口,也可做不连续切口逐一切除牙龈。

(5)使用柳叶刀或 11 号尖刀在邻面牙间处沿切口切断龈乳头。

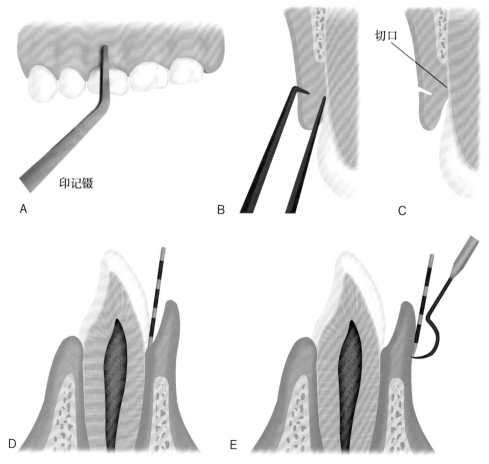

图 2-8-2　牙龈切除术的定点示意图
A~C. 镊记法　D、E. 探针法

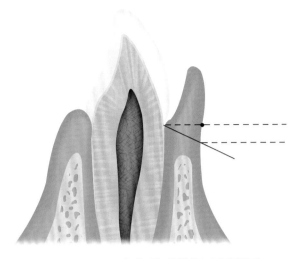

图 2-8-3　牙龈切除术的切口示意图
冠方虚线为定点位置,根方虚线为切口位置,紫
色实线为切口方向,应向冠方与牙长轴成 45°。

（6）使用刮治器去除切下的牙龈组织,并刮除肉芽组织和残余牙石。

（7）使用弯组织剪修整牙龈外形,使牙龈呈扇贝样并与牙面成 45°。

（8）冲洗创面,压迫止血。

（9）塞治剂的使用:分别取适量粉剂、液剂于无菌干燥的玻璃板上,调拌刀将粉剂少量分次加入液剂调拌均匀至硬面团状。注意使用前即刻调和。

使用时先将术区止血、隔湿,取与术区等长的细长条状塞治剂,由远中向近中放置,用生理盐水蘸湿的手指轻压于术区表面,使其适当进入牙间隙,牵拉唇颊部整塑,注意避让开系带以免影响系带活动,让患者咬牙,去除多余塞治剂（图 2-8-4）。若手术包含最后一颗磨牙则塞治剂应成 U 形包绕远中。观察数分

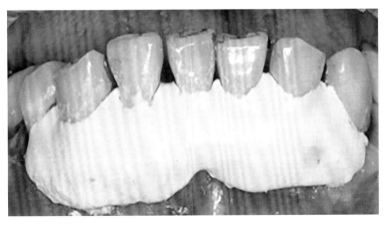

图 2-8-4　放置牙周塞治剂

钟待创面无渗血后方可让患者离开。

【注意事项】

1. 操作时要十分小心,动作轻柔,避免造成组织损伤。
2. 注意塞治剂不要过厚,避免将塞治剂挤压于系带上方影响局部愈合。

（赵　蕾）

实验九　牙周翻瓣术

【目的要求】

熟悉牙周翻瓣术的基本步骤,了解基本操作技术。

【实验内容】

1. 讲解牙周翻瓣术的基本操作要点。
2. 观看牙周手术录像。
3. 在动物颌骨或牙周手术模型上示教改良 Widman 翻瓣术的操作步骤及要点。
4. 在动物颌骨上练习翻瓣术。

【实验用品】

牙周手术器械(口镜、尖探针、镊子、牙周探针、11 号和 12D 号刀片、15C 号和 15 号圆刀片、刀柄、骨膜分离器、Gracey 刮治器、组织剪、线剪、持针器、缝线)(图 2-9-1,图 2-9-2);动物颌骨(新鲜猪或羊的上下颌)或牙周手术模型。

【方法步骤】

牙周翻瓣术　牙周翻瓣术的切口应根据手术目的、需要暴露牙面及骨面的范围、瓣的复位水平、角化牙龈的宽度等因素来设计,要考虑到瓣的良好血供和复位程度。

（1）水平切口(图 2-9-3)

1）内斜切口:使用 11 号、15 号(或 15C 号)刀片在距龈缘 0.5~1mm 处切入,切入位置也可依据袋深、组织厚度及手术目的而有所变化。刀片与牙长轴约成 10°,切向牙槽嵴顶或其外侧。以提插式移动刀片使切口呈连续的弧形,确保每

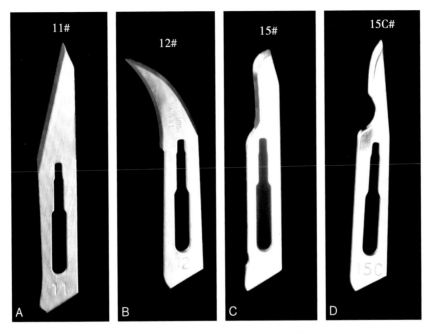

图 2-9-1　翻瓣手术常用刀片
A. 11 号尖刀片　B. 12 号弯刀片（双刃）　C. 15 号刀片　D. 15C 号刀片

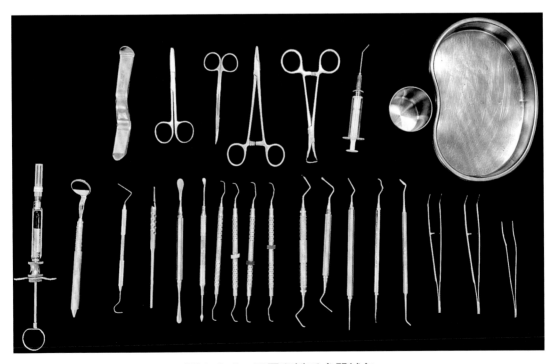

图 2-9-2　牙周翻瓣手术器械包

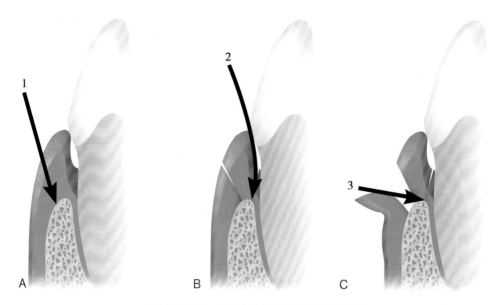

图 2-9-3　水平切口三刀步骤示意图
A. 内斜切口　　B. 沟内切口　　C. 牙间水平切口

次均切至牙槽嵴顶。注意应尽量保存龈乳头外形。切口一般应包括术区近、远端各一个健康牙位。此切口也称为第一切口。

2）沟内切口：将刀片自袋底切入，直达牙槽嵴顶或附近。围绕术区牙的一周均做此切口，使得欲切除的袋壁软组织与牙根面分离，也称第二切口。

3）牙间切口：将龈瓣翻开后，使用 11 号尖刀与牙面垂直，做越过牙槽嵴顶的水平向切口，将袋内壁组织与骨嵴顶及牙面分离。

（2）纵切口（图 2-9-4）：根据手术需要，可在水平切口的一端或两端做垂直向的松弛切口。使用 15 号或 15C 号刀片自近中轴角或远中轴角龈缘处切至牙槽黏膜，要切透骨膜。

（3）翻瓣：使用骨膜分离器翻起黏骨膜瓣，至暴露骨嵴顶根方 1~2mm 处，充分暴露术区。注意动作轻柔，切忌粗暴损伤龈瓣（图 2-9-5）。

（4）使用刮治器刮除袋壁组织和骨缺损区内的肉芽组织、残存根面牙石，并进行根面平整。

（5）必要时修整牙槽骨：用骨凿、骨锉等工具修整牙槽骨外形接近正常形态。

（6）必要时进行龈瓣的修整：用弯组织剪修剪龈瓣内侧残余肉芽组织，修剪龈瓣厚度及外形，使其能复位后覆盖骨面，并使颊、腭（舌）侧龈乳头对位接触（图 2-9-6）。

（7）清理术区，生理盐水冲洗，复位龈瓣，缝合。

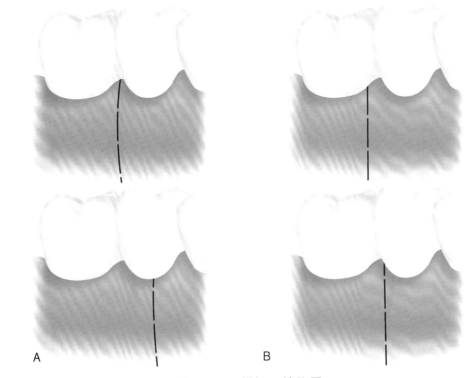

图 2-9-4 纵切口的位置

A. 错误 B. 正确

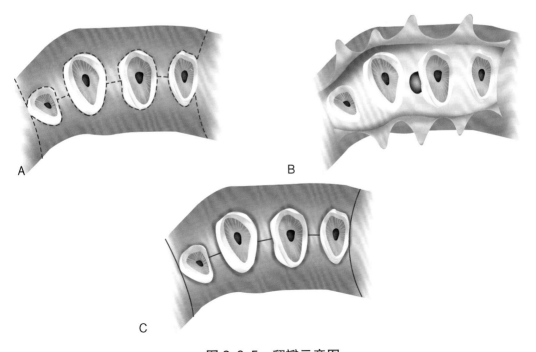

图 2-9-5 翻瓣示意图

A. 虚线示切口 B. 龈乳头随龈瓣翻起,暴露下方骨质 C. 龈瓣复位

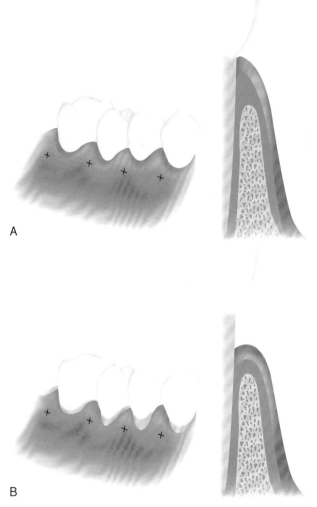

图 2-9-6　龈瓣复位的不同水平示意图
A. 龈瓣复位于原来水平　B. 龈瓣复位于牙槽嵴顶处

（8）压迫止血后放置牙周塞治剂。

【注意事项】

1. 操作时要十分小心,动作轻柔,避免造成组织损伤。
2. 翻瓣时应先翻龈乳头区。

【实验评分】

在动物颌骨或牙周手术模型上完成一组牙的牙周翻瓣术。记录基本操作步骤。

（赵　蕾）

第三章　口腔黏膜病学实验

实验一　口腔黏膜病基本临床病损辨析

【目的要求】

掌握及辨识口腔黏膜病的基本临床病损。

【实验内容】

认识并鉴别斑与斑片、丘疹与斑块、疱与大疱、溃疡、糜烂、结节、肿瘤、萎缩、皲裂、假膜、痂、鳞屑、坏死和坏疽等基本临床病损。

【实验用品】

口腔黏膜病基本临床病损图片。

【方法步骤】

1. 教师展示口腔黏膜病临床病损图片,并讲解鉴别要点。
2. 学生分组讨论,教师答疑。
3. 教师展示 10~15 种基本病损图片,学生填写病损类型。

【注意事项】

口腔黏膜病损具有更迭性与重叠性的特点。同一疾病在不同阶段可出现不同类型的损害,称为损害的更迭性。不同疾病在不同阶段也可能出现相同类型的损害,称为损害的重叠性。

【实验评分】

根据学生填写病损名称正确率评分。

(周　瑜)

实验二　口腔黏膜病临床检查与病历书写

【目的要求】

1. 掌握口腔黏膜组织的检查顺序。
2. 掌握正常口腔黏膜组织的形态结构特点。
3. 掌握口腔黏膜病病历书写规范。

【实验内容】

1. 正常口腔黏膜组织形态结构及口腔黏膜组织检查技巧。
2. 口腔黏膜病病历书写。

【实验用品】

1. 舌部、颊部、腭部及口咽部塑胶模型。
2. 一次性口腔检查盘。

【方法步骤】

1. **教师讲解口腔正常黏膜组织的形态结构特点及检查技巧**　重点介绍口腔黏膜正常解剖结构,如舌下阜、舌下襞、伞襞、腮腺乳头、叶状乳头、轮廓乳头、上唇系带、皮脂腺颗粒、颊白线、腭皱襞等。

口腔黏膜组织的检查应按照顺序进行,以避免遗漏。建议检查顺序按照从口外到口内的原则,依次为唇红、唇黏膜、颊黏膜、口底及舌腹黏膜、舌黏膜、腭黏膜、咽部黏膜和牙龈。注意检查黏膜色泽、质地、完整性、活动度、对称性等特征。

2. **学生相互检查口腔黏膜**　强调检查顺序,检查动作轻柔、渗透爱伤观念。

3. **教师讲解口腔黏膜病病历书写规范**　首诊病历收集的信息包括:患者的姓名、性别、生日(年龄)、职业、籍贯、工作单位或住址、主诉(在询问和记录病史中首先应注意主诉症状的特征、程度、性质、持续时间的长短、发作时间的规律、加剧或减轻的因素、部位)、现病史、既往史、家族史、系统性疾病史、治疗史及药物过敏史,各种阳性体征和对诊断具有提示意义的阴性体征,重要检查、检验结果,诊断或印象及治疗处理意见等,记录信息需由医师签全名。

复诊病历着重记录初(前)次就诊后病情的变化、疗效情况、药物应用过程中是否出现药物不良反应及相关情况,并且记录阳性体征,根据病情变化所做的检查、检验结果及治疗处理意见,也需由医师签全名。

4. 学生书写病历报告表一份。

【注意事项】

1. 口腔黏膜检查应按照顺序,以免遗漏。

2. 口腔黏膜检查应动作轻柔。

3. 熟记口腔黏膜正常解剖结构,以免误判为异常结构。

【实验评分】

根据病历的完整性、逻辑性、科学性评分。

（周　瑜）

实验三　口腔黏膜真菌涂片检查术

【目的要求】

掌握口腔黏膜真菌涂片检查术的适应证,操作步骤及结果判定,注意事项。

【实验内容】

口腔黏膜真菌涂片检查术。

【实验用品】

医用显微镜、载玻片、酒精灯、医用棉签、生理盐水、草酸铵结晶紫染液。

【方法步骤】

1. **适应证**　口腔念珠菌病、口腔扁平苔藓、口腔白斑病、萎缩性舌炎等。

2. **教师示教**　在载玻片上滴 1 滴生理盐水,用棉签或竹制刮片反复刮取损害表面,将所采集的标本均匀涂在载玻片上,自然干燥后,火焰固定。滴 1 滴草酸铵结晶紫染液,染色 50s 后,流水冲洗,自然干燥后,高倍镜或油镜下观察。真菌在革兰氏染色下呈蓝紫色(图 3-3-1)。

3. 学生相互行涂片检查。步骤见上。

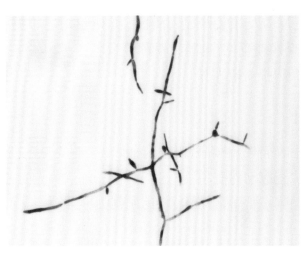

图 3-3-1　白色念珠菌菌丝形态(高倍镜下)

【注意事项】

1. 进行口腔黏膜真菌涂片检查时,应将标本涂在载玻片上呈分散均匀铺开,不宜过厚。

2. 火焰加热标本时,切忌沸腾。

3. 刮取样本时动作轻柔,渗透爱伤观念。

【实验评分】

1. 爱伤意识,动作力度。

2. 制片过程——刮取、涂抹、干燥、染色、冲洗、干燥。

（周　瑜）

实验四　口腔黏膜尼氏征试验

【目的要求】

掌握口腔黏膜尼氏征试验的适应证,操作步骤,结果判定及注意事项。

【实验内容】

口腔黏膜尼氏征试验。

【实验用品】

医用棉签、一次性口腔检查盘。

【方法步骤】

1. 教师讲解口腔黏膜尼氏征试验的定义、适应证、操作步骤及结果判定。

口腔黏膜尼氏征试验常用于大疱性疾病的诊断和鉴别诊断。用棉签轻轻推压外观正常的皮肤或黏膜,迅速形成水疱。或用棉签轻推赶原有水疱,能使其在皮肤或黏膜上移动,即为尼氏征阳性(图 3-4-1)。

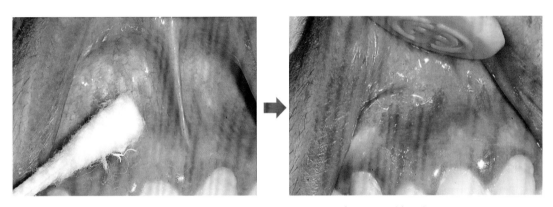

图 3-4-1 口腔黏膜尼氏征试验操作步骤及阳性示例

2. 同学相互行口腔黏膜尼氏征试验。

强调检查动作轻柔,渗透爱伤观念。

【注意事项】

1. 口腔黏膜尼氏征试验出现阳性即停止试验,忌扩大阳性面积。

2. 尼氏征阳性常出现于活跃期的寻常型和落叶型天疱疮,但急性期的类天疱疮、口腔扁平苔藓有时也可出现尼氏征阳性。

【实验评分】

1. 试验选取部位:外观正常口腔黏膜。

2. 爱伤观念,动作轻柔。

(周 瑜)

实验五　　口腔黏膜损害下浸润注射治疗术

【目的要求】

掌握口腔黏膜损害下浸润注射治疗术的适应证、禁忌证,操作步骤及注意事项。

【实验内容】

口腔黏膜损害下浸润注射治疗术。

【实验用品】

一次性口腔检查盘、一次性注射针、生理盐水、碘伏、医用棉签、橘子。

【方法步骤】

1. **适应证及禁忌证**　口腔黏膜损害下浸润注射治疗术适用于口腔黏膜经久不愈的溃疡或肿胀等,以助消炎、消肿,促进溃疡愈合。糖尿病、胃溃疡、高血压、真菌感染者以及女性月经不调者等慎用。对原因不明的慢性深大溃疡可进行诊断性治疗,但对于恶性溃疡不宜使用。

2. **教师示教**　操作时,一般选择糖皮质激素注射液,如倍他米松或曲安奈德注射液。对于糜烂或溃疡病损,于病损边缘旁 0.5cm 处的正常黏膜处选择进针点,碘伏消毒后,经进针点向病损基底下方倾斜 10° 进针,待针尖到达病损中心下方后,回抽无血,缓慢推入药物,每点注射药物 0.2mL。对于肉芽肿性唇炎,于肿胀唇组织边缘选择进针点,碘伏消毒后,经进针点向组织深部方向渐进性进针,回抽无血,推药直至注射药物达全部肿胀组织,每点注射药物 0.2mL。针退出后,棉签按压进针点 1 分钟(图 3-5-1)。

3. 学生模拟口腔黏膜损害下浸润注射治疗术,步骤见上。

利用橘子代替口腔黏膜组织,利用生理盐水代替糖皮质激素注射液。

【注意事项】

1. 注射速度不宜太快,以减少疼痛。

2. 动作应轻柔、稳、准,注意支点,渗透爱伤观念。

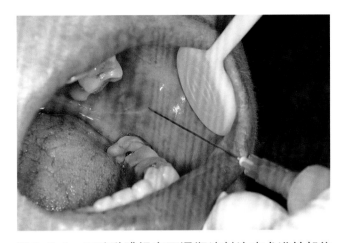

图 3-5-1　口腔黏膜损害下浸润注射治疗术进针部位及角度

【实验评分】

1. 爱伤观念,动作轻柔。
2. 进针部位、角度。
3. 注药前是否回抽。

（周　瑜）

参考文献

1. 石冰. 口腔临床医学实验教程. 成都:四川大学出版社,2005.
2. 周学东. 牙体牙髓病学. 北京:人民卫生出版社,第 5 版,2020.
3. RITTER A V,BOUSHELL L W,WALTER R. Sturdevant's Art and Science of Operative Dentistry. 7th ed. Elsevier,2019.
4. HARGREAVES K M,BERMAN L H. Cohen's pathways of the pulp. 11th ed. St. Louis:Mosby:2015.
5. 孟焕新. 牙周病学 .5 版. 北京:人民卫生出版社,2020.
6. 丁一,吴亚菲. 牙周科诊疗与操作常规. 北京:人民卫生出版社,2018.
7. NEWMAN M G,TAKEI H,KLOKKEVOLD P R,et al. Newman and Carranza's Clinical periodontology. 13th ed. Elsevier,2018.
8. LANG N P,LINDHE J. Clinical periodontology and implant dentistry. 6th ed. John Wiley & Sons,2017.
9. 陈谦明. 口腔黏膜病学 .5 版. 北京:人民卫生出版社,2020.
10. 陈谦明. 口腔黏膜科诊疗与操作常规. 北京:人民卫生出版社,2018.

7